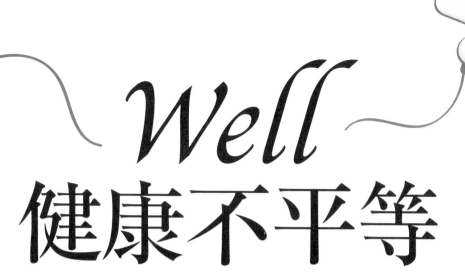

Well
健康不平等

工作、居住地、教育環境
以及人際關係如何影響你我的健康

What We Need to
Talk About When We Talk About Health

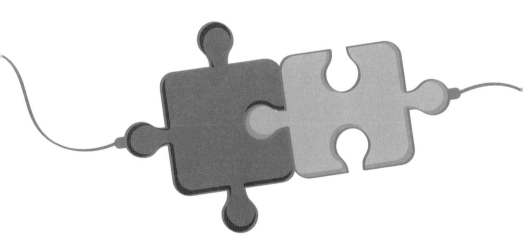

SANDRO GALEA
山卓・格列亞——著 廖偉翔、楊元傑——譯

目次

推薦序——公共衛生的全視角／連加恩 004
推薦序——從史寬廣的角度理解健康／余尚儒 009
作者序——打造健康的世界 013
導　言——威利強森是怎麼死的？ 015
第一章——疾病透露的過往經歷 024
第二章——有錢才有健康 035
第三章——權力的功用 045
第四章——政治歸政治，健康歸健康？ 058
第五章——居住地是無形的致病因素 072
第六章——人際關係是解藥 083
第七章——用愛治癒仇恨的社會 095
第八章——以慈悲心展開行動 107
第九章——知識就是解方 117

第十章——用謙卑的態度面對健康議題 128
第十一章——自由不是憑空得來 141
第十二章——選擇的侷限 155
第十三章——創造好運氣 168
第十四章——群體健康，個人也會更健康 178
第十五章——弱勢族群是社會進步的犧牲者 188
第十六章——健康是一種公共財 201
第十七章——沒有社會正義，就沒有全民健康 210
第十八章——長久的快樂才是健康之道 218
第十九章——勿忘人終有一死 228
第二十章——以健康為社會的核心價值 237

・致謝詞 252
・注釋 283

contents

推薦序——公共衛生的全視角

連加恩（國立陽明大學防疫科學研究中心副執行長）

多年前，我被派駐到南非擔任國家的衛生外交官員，在首都普利多利亞市，需要定期跟援助非洲的各國官方單位開會，主辦方是德國政府援外單位德國國際合作署（GIZ），與會的國家有英國的國際發展部（DFID）、日本的國際協力機構（JICA）、美國的國際開發署（USAID）、以及聯合國的一些單位。為了回應當時南非衛生部部長莫紹雷迪醫師（Dr. Aaron Motsoaledi）所提出來南非衛生四大負擔（quadruple burden of disease）：慢性傳染病（愛滋病與肺結核）、意外與暴力傷害、母嬰健康及非傳染性疾病，各國都承受到地主國的壓力，要求加碼援助預算。

在某次會議當中，有位日本國際協力機構的資深顧問給了一個短講，他製作了精美的投影片，畫面中有條小河，河中有個嬰兒被放置在籃子中隨波漂流，眼見那孩子快被奔流的河水帶走時，有一人跳入河中救起了嬰孩，得到了英雄式的掌聲。隨後，被放流的嬰孩越來越多，這位英雄在岸邊、水中穿梭、弄得筋疲力竭，最後，為了救更多孩子，他不得不請一組人駐守河邊。報告結束時，日本顧問向大家提出一個問題：為什麼沒有人去河川上游看看，到底是誰不斷在把嬰孩丟入河中？

這段發人深省的比喻，反映出當時各國在參與國際醫療援助時，開始轉移重心：從垂直式的單項疾病援助計畫（例如愛滋病防治）走向醫療體系的強化（healthcare system strengthening）。與此同時，我國的海外醫療援助計畫，也反映了這樣的趨勢，從空運一箱箱免費藥物到海外的偏鄉執行義診，進展到派遣公共衛生相關的專家，去執行疾病預防或醫療資訊相關的計畫，來提升當地醫療體系的效率。

然而，醫療體系的強化並不等同於健康的提升，因為健康的決定因子，往往在醫療體系之外的大環境之中。要走到河川的最上游去看問題，則需要拜讀波士頓大學公衛學院院長山卓．格列亞的著作《健康不平等》。這本書以公共衛生前線的全視角、從美國社會背景出發，深入地探討上述源頭的健康之社會決定因素（social determinants of health）。

探索健康問題的起源

作者以比喻性人物蘇菲亞為例：她居住在公車總站附近，廢氣使她從小有氣喘的毛病，由於母親須兼兩份工作才能養家，沒有人接送，使她失去接受較好的教育機會。她總是在看電視、居住在所謂的食物沙漠、營養攝取不均衡而造成肥胖問題，十六歲時懷孕生子因而中斷教育，最後她得了第二型糖尿病，還因為退化性關節炎的慢性疼痛，對鴉片類止痛藥產生了藥物依賴。作者提到美國近幾年的醫療改革，皆在強調如何改善醫療的可近性及可負擔性（access and affordability），然而，蘇菲亞健康問題的來源，牽涉到居住地、文化、收入、教育背景、家庭動力、社會資本、知識、甚至種族、社會公平正義等議題。

格列亞教授的著作也描述到，金錢、權力、政治、愛與恨、慈悲心、過往經歷等，都可以影響一個人的健康，印證了我在美國的工作經驗。當時我到新罕布夏州，去協助一城市市長處理無居所（homelessness）議題。在彭博（Bloomberg）基金會的贊助下，美國新任市長可以到哈佛大學甘迺迪政府學院（Harvard Kennedy School of Government）受訓，並且從中挑選學生成為彭博哈佛市政倡議學人（Bloomberg Harvard City Leadership Initiative Fellow），以協助市長處理當前的棘手議題。

我和一位來自哈佛公共衛生學院、兩位甘迺迪政府學院的同學共四人，經過了數個月的工作，訪問數十個相關的組織、分析其預算的分配。我們發現，該城市在這方面最大的開銷是醫療和藥毒癮戒治，由於戒治復發率高，許多人在系統裡面不斷循環，始終無法脫離無家的狀況。可以說，政府大部分的介入措施都集中在河川的最下游。在其他同學結束計畫之後，我向市長提了另外一個計畫，去分析該城的無家學生（homeless student）議題並且提供政策建言。

這人口約十萬人的美東城市，登記有居住困難的學生，一年內竟然有一千個。我發現這些孩童多來自於該城最落後的區域：平均收入最低、綠化程度最低、暴力犯罪事件通報數最高、醫療資源最少、教育資源最差。這些在社會底層的孩子們，翻身的機會不多，也相對有許多健康方面的問題。在訪談的過程中，我甚至發現有歷代的無居所家庭（generational homelessness）。

該市長選擇這議題的原因之一，是因為有議員要求她大刀闊斧去清除街上的無居所人士，以免影響商家的生意，甚至主張用大巴士把這些人載去其他州，以免耗去地方的資源。除了幾個技術性政策建議，例如公務預算的分配等，我給市長的建言之一，是建立一個了解人的創傷之城市（Trauma Informed City），而格列亞教授這本書的視角，正是城市的政治領袖所需要了解的。

二〇一一年十月二十一日，來自世界一百二十五國的代表通過了「里約政治宣言：關於健康之社會決定因素」(Rio Political Declaration on Social Determinants of Health)，各國代表表達了消弭健康不平等的決心。宣言中提到，社會中的各種現象，舉凡人們的居住環境、職業收入、工作場域、教育程度、經濟狀況都可以影響個人的健康，並且成為健康不平等的來源。因此在國家的發展方針及優先順位中，各國應當致力透過改善以上種種社會決定因素，來促進健康平權。該宣言讓各國領袖了解到，促進健康不只是政府衛生部門的職責，更需跨部門的整合。

然而這政治性的宣言，如何落實在政策的推動上呢？本書作者提到了政治學上的奧弗頓之窗（Overton Window）：透過公共論述、凝聚理念上的共識，來把主流的觀念推往改革的方向，使政策得到支持，達到公平正義的目的。我誠心地推薦這本書，期盼它能夠成為移動奧弗頓之窗的力量，讓更多人關注健康的社會決定因素以及健康不平等的問題。

推薦序——從更寬廣的角度理解健康

余尚儒（臺灣在宅醫療學會理事長）

我們經常被問到，為什麼有些人可以活的比較久？而有些人卻很短命？甚至終日在生病與死亡之間徘徊？導致健康不平等，造成死亡的原因，究竟是醫療水準？是經濟條件？是性別？族群？還是出身階級？群體健康是公共衛生的終極關懷，也是本書所要探討，影響公眾健康的諸多原因，包括表面上的原因和被隱藏的原因。

本書作者格列亞博士任職波士頓大學公共衛生學院，透過簡單的文字，讓我們完整地認識群體健康的重要性。事實上，影響群體健康包含傳統的社會因素，甚至還有政治因素及經濟因素。作者以美國為例，指出追求群體的平等健康權，所遭遇的諸多挑戰。

此外，我認為，面對全球高齡化，作者提出幾個非常重要的概念，例如居住環境，除了空間的污染，也談到社會資本（social capital），談到人際關係的重要性。作者也談到互助網絡、老年孤獨、失能、經濟弱勢、以及污名的問題，改善健康不僅是醫療方法本身，社會性的活動也有幫助，例如對孤立老人的幫助，又稱為社會性處方箋（social prescribing）。

正因為造成群體不健康的致病原因，往往又導致個人的不健康。本書中以「女王與貧民窟」為例子，說明公共衛生的基本假設，格列亞博士改寫沙特名言為「健康即他人」，我非常認同，我們要打造一個他人也可以健康的環境。

不僅如此，個人的不健康，也會導致群體受害，跨國界、跨社會的大流行，眼前的新冠病毒全球流行是最好的例子。經歷了二〇二〇年新冠病毒帶來的紛紛擾擾，全球已經五百八十多萬人確診，造成一百三十九萬人死亡，尤其是高齡及慢性病族群。

相信大家也發現，同一個社會，越貧窮、越高齡、越弱勢的地區，新冠病毒受害越嚴重。這個世界未免太不公平，有錢人才有健康，沒錢人會生病，是真的嗎？的確是真的。此外，真的有可能「政治歸政治，健康歸健康」，可能嗎？當然不可能。

看看美國，反思臺灣

儘管臺灣秋冬的空氣污染依舊不減，每年勞工持續鬥爭健康權，大國政治下，萊豬美牛儼然成為島內新的爭議話題。但我真心覺得，臺灣是一座幸福的寶島。

我們居住在一個比美國更幸福的地方，我們有一個全民健保，儘管不完美，醫護痛恨，但至少它保障基本的就醫人權。其二，我國有強力的衛生行政與傳染病防治，特別自SARS之後，臺灣的疫苗接種項目，在世界上名列前茅。

加上臺灣資訊科技發達，島嶼與世界分離的先天優勢，讓我們成功防疫，沒發生封城。今天還有餘裕可以對其他議題好好爭吵，還有機會練習用愛治癒仇恨。

理性的西方社會，過去以來一直強調有同理心（empathy），設身處地為他人著想。但同理心太含蓄，作者呼籲面對健康不平等，發揮慈悲心（compassion）更值得讚許，唯有慈悲心才能驅動道德價值的行動。

實際上，本人在偏鄉從事醫療工作，觀察了四年，臺灣不缺乏善心義舉，發揮慈悲心早就和呼吸一樣自然而然。但是，臺灣社會大眾，往往見樹不見林，對個人充滿慈悲關懷，卻漠視大環境的健康不友善，總覺得壞事不會發生在自己身上。

維護健康和社會條件存在著某種關係，也就是健康之社會決定因素。面對健康不平等、公共衛生與環境的問題，臺灣人更需要更寬廣的視角，對科學知識更尊重，形成共識與對話。本書帶給我們許多政治經濟社會的觀點，增長我們的視野。例如，在一個民主的社會，公民如何運用其權利，營造有利於群體健康的環境。我們要懂得行使「積極權利」，也就是透過公共政策和公共投資的集體承諾。

社會學常說，個人即政治（person is political），個人的健康問題，必須看見背後的結構性因素。個人的不健康，來自社會性致病因素。社會追求群體的健康，人民須培養足夠的素養，練習看見結構因素。因此我認為，建立追求群體健康的民主素養，是臺灣社會進入民主化以來，最需要再努力的地方。

我和本書譯者廖偉翔醫師，恰好都是公醫時代的成員。公醫時代是一群有理想的夥伴，希望臺灣建立一個具有公共性的健康照護體系。公醫時代的關懷，與公共衛生的原初方向，基本上是一樣的目標，隨著時代演進，人口結構高齡化，勞權日益受重視，許多成員投身公共衛生之外，也進入職業醫學與在宅醫療等領域。我想，醫療的民主化，公共衛生的民主化，應該是我們更加努力追求的目標，本書也給了相當大的啟發。

最後，非常感謝時報出版，願意出版格列亞博士大作，推薦所有關心公眾健康的夥伴。

作者序——打造健康的世界

我是一位醫師，在醫學上專攻流行病學，意即研究疾病如何傳播。我從出生以來移民過兩次，現在還身為人父。

我生於馬爾他，這個小島面積只有羅德島十分之一大，位於地中海的西西里島與北非的突尼西亞之間。在我孩提時期，馬爾他的政治局勢動盪不安，公民不服從運動與暴力抗爭頻傳。我的家人認為這些變動並非好兆頭，因此我們在一九八五年離開了這座島嶼，當時我還是個青少年。

我們搬到加拿大，在當年，只有加拿大和澳洲這兩個國家會接受馬爾他移民。我和我的阿姨一起生活，她移民到多倫多一陣子了，住在士嘉堡（Scarborough）的郊區，當年居住在此的移民非常多，至今依然如此。之後，我們搬到鄰近的公營住宅。我念了一年多高中，接著進入多倫多大學的士嘉堡校區，那裡的學生都是通勤上課不住校。

我在加拿大讀醫學院，接著在加拿大北部的偏遠地帶行醫，還曾在巴布亞紐幾內亞和菲律賓等地工作過，並隨無國界醫師組織在索馬利亞服務。當我將近三十歲時，移民至美國研讀公共衛生。我在此展開學術生涯，先後在密西根大學、哥倫比亞大學與波士頓大學進行研究與任教。

我待在美國這麼多年，已經有家的感覺，孩子們也都是徹底的美國人。但無疑的，我個人的生涯旅程，形塑了我對事物的感受能力，我因此更有同理心，更關心易受傷害與被邊緣化的族群。這些人生經歷也讓我成為真正的樂觀主義者，相信只要不斷努力，人類的境況就有可能改善。

再者，受我自己的專業領域所影響，我希望每個人的健康狀況能更好。在世界各地生活的經驗教導我，健康是放諸四海、人人都重視的。在人類大家庭中，每一位成員都希望變得更健康。而我所受的醫學與公衛訓練告訴我，當我們談論健康時，先改變討論的內容，就能實現健康的社會。這就是本書的方向。

山卓・格列亞

二〇一八年七月十八日，波士頓

導言——威利強森是怎麼死的？

一九七七年，美國國家航空暨太空總署（NASA）發射了無人駕駛的航海家一號進行太空探測，目標是要探索太空最遠處，並把資訊傳回地球。[1]在船上放有一張鍍金的唱片，其中包含各種聲音，可將地球上人類廣泛又多樣的經驗傳達給任何發現它的外星生物。[2]唱片裡收錄了藍調歌手瞎眼威利強森（Blind Willie Johnson）一九二七年錄製的歌曲〈夜黑地凍〉（Dark Was the Night, Cold Was the Ground）。

瞎眼威利強森一輩子都過得很艱苦。[3][4]威利七歲時，父親指控威利的繼母不忠，因而毆打她，繼母一怒之下，把鹼液潑到威利的臉上，讓他瞎了眼。威利一直過著貧困的生活，只能在街頭演奏音樂與傳道，勉強維生。一九四五年，他的房子慘遭祝融。[5]他無處可去，只能住在廢墟裡，睡在潮濕的床鋪上。生活在這樣的困境下，不久後他就染上瘧疾並過世了。他的妻子說，醫院好幾次拒絕治療威利，總是以他盲人或黑人的身分當作藉口。[6]

每當我跟人講述這個故事時，就問對方：「是什麼殺了瞎眼威利強森？」答案看似明顯：「是瘧疾殺了他。」如果有人治療去威利的瘧疾，他或許能活下來。

但他會活得更長久嗎？威利的生命困境堆疊起來像山那麼高，由此我們不難猜出，就算他沒有死於一九四五年九月十八日的瘧疾，不久後也可能被環境逼死。事實上，持平而論，我們可以說他的死因是貧窮、種族歧視、家暴、無家可歸以及無法獲得足夠的醫療資源。從這些方面來看，他並非個案。如今比起白人兒童，美國黑人兒童更可能目睹且遭遇家暴，醫師也許無法再基於種族因素拒絕病患，但不同種族所接受的治療還是有落差，談不上公平。

瞎眼威利強森的健康，是由下列等因素形塑而成：出生的時間與地點、膚色、社會與經濟環境等。這些因素總和起來定義了他的人生，並導致他英年早逝。

聽到這個故事，多數人會對於威利的遭遇感到惋惜，也會喟嘆道，這些事物今日仍繼續在人們身上發生。有人甚至會希望做些事情，來幫忙那些受困於逆境的同胞，讓他們身體更健康。

健康是國安問題?!

這些情懷令人欽佩，只是忽略了一項關鍵事實：你我都是瞎眼威利強森。我們每個人都是由周邊的條件形塑而成，包括居住地、時間、權力、金錢與人脈。我們所知曉的事物，以及他人所付出的慈悲關懷，讓我們成為現在的樣子。更重要的是，我們的健康也同樣仰賴這些人事物。

本書的主旨便是：我們的健康並不是由看醫生、吃藥或每天走五千步之類的事物所定義，而是取決於我們生活環境大大小小的細節，從家庭出身、鄰居、遇過的人，直到自己做出的選擇。除非我們了解這些因素的影響力，否則永遠無法改善健康。

許多資料顯示，美國人的健康有改進的空間。事實上，從大多數的指標來看，美國人的健康比任何富裕國家都還差。美國的兒童死亡率是千分之七；芬蘭則是千分之二。今天在美國出生的兒童，預計可以活到七十九歲；在日本，兒童大部分可活到八十四歲。然而出於許多因素，每個美國人平均花在健康上的費用，高達日本人的兩倍之多。[7]

有在關注時事的美國人大都能察覺這股趨勢。多數人不難看出，美國人比其他富裕國家的人民活得更不健康，也死得更早。然而他們沒有發現，這些現象是近幾年才出現的。美國人的平均餘命持續在增加，各種疾病的死亡人數也持續減少，但過去四十年來，這些方面的發展速度比其他國家要慢得多。舉例而言，智利的平均餘命在一九八〇年時是六十八歲，到二〇一四年時是八十一歲。相較之下，美國的平均餘命在一九八〇年時是七十四歲，而到了二〇一四年，則落後於智利，是七十九歲。美國不只輸給其他高所得的國家。在一九八〇年，古巴人的平均餘命是七十四歲。到二〇〇五年，則是七十九歲，比美國的七十七歲還高。[7]今日，比起許多其他國家的孩童，今日出生於美國的孩童人生可能更短；新加坡人平均餘命是八十三歲，希臘則是八十一歲。[8]

從上面的數據來看，難道美國人比其他國家的人更不關心健康嗎？當然不是。美國二〇一六年的健康支出是三點三兆美元[9]，等於當年全德國的國內生產毛額（GDP）。[10]美國的健康支出占每年的國內生產毛額約百分之十八。健康支出第二多的國家是瑞士，是百分之十二。參與經濟合作暨發展組織（Organization for Economic Cooperation and Development）的三十七個國家中，大多數的健康支出約百分之九。[11]

美國人的醫療保健支出大部分都用於看醫生與拿藥，也就是身體有問題後花錢去治病。這種方法很難維持健康，但也充分顯示出，美國人長久以來把健康問題跟醫療實務混為一談，所以全國上下在討論健康時，都被這種觀念所主宰。不知為何，美國人不願從預防疾病開始做起，也許認為治病是更簡單更直接的辦法吧。

健康顯然變成我們的國安問題，但我們很難想像，美國其他的生活面向會有那麼多缺點。畢竟在各種重大議題上，美國人應該不會無所謂地接受現況倒退。假設民眾知道我們的軍力比其他國家還弱，會願意讓政府花更多的錢在軍事預算上嗎？如果政府數十年來的軍事預算不斷增加，軍力反而落後其他國家越來越多，人民又會作何感想呢？民怨應該會不斷累積，最終造成國家動盪不安。在此困境下。我們也不得不沉痛地去思考與擔憂，為何政府花的錢越來越多，成果卻越來卻少。

一切問題的源頭，是因為我們用了錯誤的方式來思考健康。一般人認為，改善健康全憑個人努力，關鍵都在當事人身上。只要負擔得起維生所需的藥物，顧好自己的生活方式，就可以帶來更長的壽命。但相關研究接連指出，我們國家每一美元所創造的健康，比其他經濟合作暨發展組織的會員國還少。學者也不斷指出，無論我們怎麼努力改變生活方式，不出幾個月就會前功盡棄。也就是說，我們花錢改變自己的日常行為，但效率不彰、成果又令人失望；生了病後，再花錢上醫院尋求協助。種種證據指出，這些都是行不通的方法。

錯誤的健康投資法

本書的討論內容會圍繞在形塑我們健康的影響力，當中有一大部分人們未曾思考過。一般人在討論健康時，通常不會談及這些影響力，但研究指出，它們的確是關鍵因素。在此前提下，倘若國家在健康上的投資要有所成果，實現「打造最健康的群體」這個目標，那本書所探討的要素更是不可或缺。

的確，我們投注太多金錢在健康上，而且大多數的相關花費都用錯地方。我們一直花錢，想憑一己之力改變生活模式，不過我們的行為打從幼年就受到各種因素交錯影響，要改變談何容易。我們把錢花在看醫生和吃藥，生病後才去治療，而非超前部署，把資源投在可以預防疾病的事物上。

國家花了這麼多錢在健康上，成果卻這麼少，這件事本身足以證明，健康問題無法一勞永逸用金錢解決。儘管有世界上最好的醫院，美國人身上的病還是比外國人多，也死得更早。國人全心全力想獲得健康，不僅吃得好，也更努力運動，還是無法達成目標，因為社會與大環境沒有配套措施，不允許我們過得更健康。我們所打造的社會，並沒有朝著讓人民更健康的方向發展。

除非大環境朝著有利的方向發展，否則國民整體健康會持續下滑，人民就無法實現完整的潛能；不管國家花多少錢在醫療預算上，都改變不了現況。若周遭環境不鼓勵人們過得健康，那無論個人多麼努力，身體還是好不起來。醫院蓋得再大，醫療技術發展多麼先進，其實都不是那麼重要。我們的健康取決於我們生活的世界，也受其所限制。

世界一體，健康一體

好消息是，若要落實本書所討論的要點以促進全民健康，我們不需要花費更多錢，不過得比現在做得更多，把更多注意力放在特定的領域，而這種行動上的改變絕非一蹴可幾。目前，我們的首要目標是轉換討論的內容，以改變我們的健康概念。本書各章節都突顯出，我們所重視的事物、生活方式、居住環境以及權力在誰手上，都會直接影響我們的健康，不管對個人或整體都一樣。由此可以理解，除非我們創造更公正的世界，否則全民的健康狀況就會持續下滑。我們也可看出，一些內在的情感力量如慈悲心、謙遜，對我們的健康至關重要。我也會特別強調，為何我們必須接受這些情感的影響力。

身為作家、醫師、移民、學者以及父親，我也有所執著——我希望生活在一個對所有人而言更健康的世界。在本書中，我會試著從更廣泛的脈絡解釋諸多因素，而它們可以打造良好健康的環境。但先提醒讀者，我對疾病不感興趣，也鮮少談論病痛。我的焦點在於健康，關心如何創造健康的世界。我樂於見到越來越多人保持健康，維持越長久越好。

雖然健康是個人的事，但我還是很好奇，要如何使絕大部分國民變得越健康，並維持得更長久。因此，我希望讀者透過本書去反思，以理解真正形塑我們健康的影響力。或許，我們可以轉而把心力放在這些影響力上頭，以打造更健康的世界。

從許多方面來看，本書也是在反思我個人在健康領域裡的種種經歷。我生於馬爾他並移民至加拿大，在當地受訓成為專精於初級照護的醫師。我花了許多時間在國內外鄉村與偏遠地區工作，包括加入無國界醫師組織，在索馬利亞成為戰地醫師。當時是一九九〇年代晚期，我在當地投身於最危急的醫療現場；被推進醫院的病人，他們的生命仰賴我的一舉一動，我得設法幫助他們。此外，當地有許多人感染瘧疾，我也必須提供適當的治療，他們才能活下來。

我在索馬利亞所治療的疾病與身體傷害，大多數都是可以預防的。我感覺自己像是諺語中說的：站在看河邊看到有人溺水，自己跳下去拯救後，又看到有人落水，救了好幾回之後，不禁停下來想到：是誰把這些人拋進河中的？

我的學術旅程便是從這個疑惑開始的。此後，我的專業領域一直聚焦在同一個範圍，要找出把人們拋進河中的罪魁禍首，看看是否能從上游解決問題根源。如此一來我們才不會一個接一個落水，只能仰賴醫生把我們救上岸。

事實上，把我們拋進河中的，就是圍繞著我們的那些影響力：包括個人的過往經歷、金錢、權力、居住地，人際關係、愛與恨、慈悲心，我們做出的選擇、運氣、公平與正義，以及社會價值。我希望，越來越多人了解這些影響力之後，在河中載浮載沉的人就會越來越少，而世上的瞎眼威利強森就能再多活一天。

第一章——疾病透露的過往經歷

蘇菲亞的親生母親沒什麼能力養小孩，她一輩子財務狀況都有問題。她十七歲生下蘇菲亞後，必須做兩份工作來養家——一份工作在速食餐廳，另一份則在離家遙遠的自助洗衣店。她工時長、通勤的距離也遠，因此照顧蘇菲亞的責任大多落到一位表親身上，不過表親疏於管教，蘇菲亞大部分的時間都在吃洋芋片跟看電視。

雖然這樣的習慣讓蘇菲亞的體重有點過重，但她絕非懶惰的人。她們居住的公寓總是整潔有序。媽媽出門後，她會讓所有物品保持整齊，不過周遭環境的整潔就不是她能力所及的了。她家靠近公車總站，一整天都有柴油巴士排出濃厚的廢氣。蘇菲亞因此有嚴重的氣喘問題，時常無法上學。她的成績通常偏低，除了數學。她對數字特別敏銳，比班上同學甚至高年級的學生還厲害。老師發現蘇菲亞的潛力，推薦她參加學校的資優輔導課程。不幸的是，蘇菲亞的周邊都找不到幫手，可以在輔導課後送她回家，因此她從未上過那些課。

蘇菲亞快滿十六歲時懷孕了，還被學校退學。她的母親依舊做兩份工作，長久以來，她都沒時間待在女兒身邊，好好交代有關生育的資訊，而學校提供的性教育又很粗淺，只強調禁慾，卻不多談如何使用保險套。所以，仍與母同住的蘇菲亞，步上媽媽的後塵，從事多份低薪工作，勉強維持生計以養育女兒。這些工作的壓力，以及身為年輕媽媽的負擔，都對她健康造成不良影響。

二十八歲時，她的體重超比標準超過十八公斤，氣喘問題更加嚴重，還被診斷有第二型糖尿病。為了處理這些病況，她的醫師開了三種處方藥給她。她的收入都花在醫藥費上，因此越來越沒能力跟母親一起負擔公寓的房租。

過了幾年，女兒變得更獨立一些後，蘇菲亞才有辦法改變生活型態，投入單一而穩定的工作。她成為餐飲外燴公司的單位主管，這份工作薪水不錯，她也喜歡團隊工作，時常獲得公司老闆的讚賞。但這份工作的步調與勞力需求，其實不利於她的健康。

到她四十歲中期，蘇菲亞的氣喘和糖尿病問題依然難以控制。她的雙膝因體重過重而導致都有骨關節炎。醫師對她說，她得盡快動手術解決關節問題，否則她不僅行走會有困難，還無法繼續目前擅長的工作。她試圖延後手術時間，只想依靠醫師開給她鴉片類藥物處方，來緩解膝蓋疼痛。蘇菲亞很快就對藥物產生依賴。在一次工作跌倒後，醫師告訴她，一定要展開治療程序。四十五歲的蘇菲亞，如今要定期看醫生，而且即將接受第一階段的手術。

蘇菲亞的故事指出了問題的癥結，它充分說明，過往經歷如何影響人的健康，而一連串的社會、經濟與環境條件又如何影響一個人的出身背景。在故事的尾聲，我們看見四十五歲的蘇菲亞，不僅體重過重，還同時苦於氣喘、糖尿病與骨關節炎三種病症。我們不難看出，她工作及生活上所面臨的挑戰，是如何破壞她當時的健康。不過更進一步了解，才會發現她的病史是哪些環境所造成，並導致她難以克服那些挑戰。

蘇菲亞四十五歲時不得不開刀，而她的病況大部分都是多年來健康問題累積造成的。她的健康就是她人生的產物，而她的人生，也如同所有人一樣，都複雜難解。飲食、文化背景、收入、種族、家庭動力以及教育程度，這些因素在每個人身上發揮的作用都大不相同，加總起來造就了個人的複雜性。可想而知，四十五歲的蘇菲亞需要動手術，並非任何單一因素所致，而是過往的經驗累積造成，可說是她從過去到現在所有經歷的總和。蘇菲亞的故事也在澄清一些觀念，人們難免會認為，蘇菲亞的健康問題要歸咎於她自己的各種錯誤選擇，但只要更仔細地理解她的個人生活史，就知道這類解讀都是過於簡化且不完整。

代代相傳的健康問題

歷史教導我們，許多形塑個人健康的條件都並非我們所能掌控。蘇菲亞能改變的事不多，例如，要治好氣喘，她家卻跟危險的污染源這麼近。沒有任何資源能幫助她了解安全性行為，就算蘇菲亞想增加性方面的知識，也無從下手。更不要說，她也沒辦法讓自己出生在富裕的家庭，好享有金錢能帶來的一切健康優勢。在蘇菲亞的生命史中，最悲劇性的部分在於，是她女兒可能也會陷入同樣的循環，正如蘇菲亞的遭遇反映出她母親的人生。美國人總是喜歡說，只要辛勤工作，任何人都可以克服出生環境的限制。但透過研究資料，我們得出的結論完全相反。在生長於經濟階梯（economic ladder）底部的美國人中，超過百分之四十成年後仍處於同個位階，只有百分之四的人得以爬到頂端。[1]由此我們不難判定，蘇菲亞的過往將形塑她女兒的未來，正如她母親的經歷形塑了蘇菲亞的未來。

我們的健康也是代代相傳的產物，受到我們父母以及祖父母的健康所影響。甚至在我們出生前，世代因素就開始塑造我們的健康，正如父母的健康將決定嬰兒在子宮內的發育。舉例來說，嬰兒出生體重低於二點五公斤，就是低出生體重。[2]嬰兒出生時低體重的機率，與母親懷孕時的狀況息息相關。父母親有物質濫用問題的話，嬰兒低出生體重的風險就會提高。年齡也是關鍵因素，婦女在十七歲以下或超過三十五歲懷孕，嬰兒低出生體重的可能性就會提高。此外，父母低所得、教育程度低或者失業也會有影響。

還有社會壓力，以種族問題為例，一項二〇一七年的研究發現，在愛荷華州的波斯特維爾（Postville），當局突襲搜捕非法移民後，拉丁裔母親生下的嬰兒有低出生體重的風險高出了百分之二十四。[3][4]低出生體重有嚴重的潛在影響力，會給兒童帶來許多健康問題，包括肥胖、糖尿病以及心臟疾病。過往經歷造成的影響，也可能比我們以為的更深遠。證據顯示，就算是父母早年的生活情況，也可能會影響子女的健康。研究顯示，孩童在艱困的社會經濟條件下生長，也將會增加子女罹患氣喘的風險。[5]

人類出生後，在父母影響與幼年經驗的交互作用下，健康狀態慢慢成形，並決定了一輩子的生活狀況。比方說，童年創傷與吸食毒品（如大麻、古柯鹼）的行為有明顯的高度關聯。[6]在十四歲以前開始飲酒的人，終生依賴酒精的風險就會高出許多。[7]但是，對我們往後多年的健康走向影響最大的，或許是教育。在二〇〇六年，比起擁有大學學歷以上的二十五歲男性，沒有高中學歷的男性預期壽命少了九年；此一預期壽命的差距，在高低學歷女性之間是八年。[8]以死亡率而言，低教育的健康風險，甚至堪與吸菸造成的危害相比。[9]

以上描述的現象，對許多讀者而言都不是新聞。事實上，本書談到的大多數內容，對受過教育的讀者來說，都是早已熟知的科學常識。我們也得承認，人們總是會認為這些問題全都是無法避免的，反正自己不會碰上。我們還以為，只要擁有足夠的金錢與醫療資源，就可以跳脫過往經歷及環境的限制，如己所願地盡可能保持健康。但事實上，只要開始思考健康問題，就得先考量過往的經歷，此外別無選擇。

不健康，並非個人之過

忽視過往經歷，恐怕就無法理解那些形塑我們生命、大環境與健康的跨世代影響力。忽視過往經歷，就更無法理解當前的社會問題，還會助長一種迷思，認為健康僅只是個人選擇的產物，都取決於生病時所服用的藥物。透過以往的經歷，我們才能找到線索，以決定資源放在哪裡以及該如何行動。

以國家衛生研究院（ＮＩＨ）為例，它是美國政府挹注最多經費的醫學研究單位。國衛院是由二十七個研究所與研究中心組成，各單位的工作是研究特定疾病或生理系統，按照該項目的社會負擔與急迫性給予資助。[10]這些組織包括國家癌症研究所、國家眼科研究所、國家精神健康研究所，以及國家心肺與血液研究所。每個單位都在進行重要的工作，然而視野只侷限於當下，沒有一家致力於研究過往經歷對健康造成的累積性影響。換句話說，國衛院對蘇菲亞的糖尿病感興趣，但它仍未能全面考量到造成病症的過往經歷，也無法顧及背後特有的社會經濟條件。

不過，人們對國衛院的期待，也只是研究疾病本身，這剛好反映出社會大眾是如何看待健康。在大眾的觀念中，疾病是緊急狀況，突如其來，如同一陣風暴。但事實上，風暴是隨時間緩慢凝聚起來的，必須配合正確的天氣條件，它才有力量得以著陸。疾病也一樣，需要條件加上時間才會產生效果。但大多數時候，我們只把注意力放在如何處理後續效果，卻沒有解決根本的時間與條件因素。這種角度扭曲了我們的疾病觀，甚至導致我們責怪生病之人，要他們為自己的不良健康負責。我們看到像蘇菲亞那樣的人，評斷她當前的健康狀況，卻不把她的過往納入考量。看到她的肥胖身材，我們就斷定她意志薄弱才會飲食過量。見到她哮喘，就以為她是癮君子，自以為身材體壯，才不管抽菸有哪些風險。看到她從事低薪工作，於是認為她頭腦不好才找不到其他工作。

這些評斷都非常殘酷，也很常見，甚至構成我們大多數公共政策的基礎。這些評斷顯示出，為什麼人們思索健康的時候，並未考慮到過往經歷，最終不僅無法改善蘇菲亞的健康，社會全體的健康也不會更好。

疾病背後的歷史問題

美國的健康體系由六個聯邦計畫組成，主要用來支撐經濟能力較低的個人及家庭，包括發放食物券、提供社會保險與所得補助，但經常被歸到「社會福利」的範疇。實際上，福利計畫的受益人不斷受到社會敵視，甚至因其需求而被懲罰，被迫得不斷證明，他們的困境並非自身的品行不佳所造成。我們福利政策不管更新幾次，從其制定的方式來看，似乎都假定，那些膽敢申請福利的人都是好吃懶做之徒，所以要申請醫療補助的民眾，還得提出工作證明及通過藥物篩檢。

有許多人對全民健保抱持懷疑，指控它是社會主義者的陰謀；為自己健康負責的好國民因此負擔加重，得出錢幫助把自己身體搞壞的不良分子。抱持這種觀點的人，明顯不知道健康問題的來龍去脈，他們忽視了數個世代的歷史，不只是個人層面，而是整個美國的歷史。這個國家過去曾有嚴重的不平等制度，如今現況只改善了一些，稍微符合公平正義。更糟的是，持有那些觀點的人若有權力，就會把政策導往錯誤的方向，沒有積極改善形塑健康的條件。政客批評像蘇菲亞這樣的居民時，總是略過都市計畫的問題：要不是公車站蓋在她公寓旁邊，蘇菲亞怎會有氣喘問題？關鍵的問題還有，為何蘇菲亞的媽媽這麼努力工作，幾乎沒時間照顧孩子，生活水準卻無法提升至中產階級？對她的這段經歷，全體國民都有責任，但事實上我們卻無動於衷，放任社會沉淪，不停重複惡性循環。最終，我們便無法理解，何以忽視過往是整個社會的問題。在可見的未來，暴力與貧窮問題仍會存在，並在交互作用下，繼續影響數百萬人的健康。

若民眾未能理解過往經歷的影響力，全體的健康就難以改善。就算你運氣好，生活條件沒有像蘇菲亞那麼差，還是會被大環境波及。如果中央政府的資源都集中於當下的醫療需求，彷彿會動搖國本那麼緊急，那麼民眾將永遠無法理解，自己兒時遭遇的車禍，是如何增加成年後糖尿病與憂鬱症的風險。最重要的是，民眾也無法在經歷困境後，避免自己罹患慢性病。倘若我們只聚焦於改善體重問題的飲食計畫，就不會把注意力放在外部問題，以確保兒童身邊不容易取得高卡路里、低營養的食物；它們將使兒童終生受肥胖所苦。

為了避免這種觀念蔓延，我們一定要理解自己周邊的結構性問題，當中有許多條件，形塑了我們的出身以及未來的發展。舉例而言，要更仔細地觀察美國的種族主義，才會理解，當年奴隸制為何能納入社會的管理體系，讓在其中生活與工作的人深信不已。

遺憾的是，非裔美國人長久以來健康狀況都比美國白人差。他們罹患各類疾病的風險較高，包括心臟病、糖尿病以及中風。[11] 他們的壽命也向來比白人短（雖然近年來差距已縮小）。[12]種族間的健康落差並非偶然，背後有歷史成因，所以也並非無法避免。數世紀以來，非裔美國人被奴隸制所壓迫，社經地位低落，也被排除在政治參與外，再加上文化與日常中無所不在的歧視與偏見，導致這個族群的健康問題特別嚴重。這些系統性的問題，可上溯自歐洲人殖民美洲大陸的初期。今日非裔美國人的死亡率比較高，只是冰山的一角，底下還有更多歷史問題。

若能理解過往經歷如何影響現在的健康，就能找到方法克服歷史的作用力，消弭有害因素，進而改善全體的健康。這意味著，我們必須誠實面對社會長久來建立起的體系，坦承其缺失，並努力矯正它。若要克服歷史的作用力，我們也必須理解，健康不是存在於某一時期，並非一瞬之間發生的，也不是突如其來的疾病或治療帶來的結果。健康隨時間開展，早期的經驗影響了我們餘生的健康，而我們此生的境況，又接著形塑下一代的健康。由此可知，我們得改善各項條件，促進生命各階段的健康，以確保下一代承接的資源能實現最健康的生活。

第二章——有錢才有健康

一八六三年時，美國南北戰爭如火如荼，國會通過了《徵兵法案》，這是美國史上聯邦政府首度徵兵。[1]每一位二十至四十五歲的男性公民都符合徵兵資格。[2]事實上，強迫徵兵引起極大爭議，還引發當年的紐約徵兵暴動，造成紐約市有史以來破壞力最大的騷動。[3]民眾對《徵兵法案》如此不滿，全都是當中有一項特別條款：只要繳交三百美元，就有權可以拒絕徵召。如此一來，示威者難免感到南北戰爭是「富人叫陣，窮人打仗」，於是怒不可遏。他們許多是經濟弱勢的愛爾蘭移民，沒有錢能躲過兵役。[4]南方邦聯的軍隊成員也受到經濟不平等所影響：只要交出二十名在田裡工作的奴隸，個人就可以免除上戰場的義務。[5]

引用這段戲劇性的歷史，是為了說明一點：金錢買得到健康。在南北戰爭中，超過六十萬名士兵陣亡，原因包含戰死、意外事故、飢餓與疾病。[6]只要有金錢跟財富，保證不用當兵，有錢人得以逃離戰爭的危險。由此可見，人身安全與福祉都是跟著財富而來。

在美國內戰時期，這個殘酷的現實於南方更是表露無遺。那些處於經濟梯度底層的黑奴，不僅每天要承受奴隸主的暴力相向，還被社會體制所壓迫，因為它只是用來確保莊園主人與貴族的財富與舒適生活。由此可知，就算全國上下陷入危機，南北雙方都亟須軍力，金錢還是可以變成防護罩，讓富人避開一般百姓所面臨的危險。

如何用錢幫助窮人

透過《徵兵法案》，我們看到金錢如何形塑健康，也了解到聯邦政府可以決定誰是受益者。在南北戰爭期間，徵兵政策提供了機會，讓那些本來就很健康的人花錢買到更安康的生活。今日有許多政策也足以說明，政府如何運用金錢與健康的連結，以改善社會環境。美國政府推出「低收入家庭福利優惠」（EITC），它是一項所得稅補助，以減輕低收入勞工的稅務負擔。[7]根據薪資收入，勞工可以得到一定比例的補助，但金額有上限，而補助比例和上限都根據家庭人數來計算，有孩童的家庭可獲得更多補助。

福利優惠實施後，許多社會健康指數都進步了，特別對產婦與嬰兒。研究人員在二〇〇九年發現，每次福利優惠的額度提高百分之十，每十萬人的嬰兒死亡率便下降二十三點二人。[8]補助提高後，嬰兒低出生體重的比例也降低了。由此可知，只要把現金挹注到低收入家庭多的貧困地區，就能改善居民的健康。[9]透過《徵兵法案》，富人可以花錢買到保護傘，以對抗環境與疾病的威脅；而在福利優惠的協助下，缺乏財產保護的人們，所須面對的困境會減少許多。無論是在戰時買到人身安全，或是改善弱勢母親的生產條件，這兩項政策都點出一個核心事實：金錢與健康的關係非常緊密，可說孟不離焦，焦不離孟。

那麼，財富如何改善健康？不用說，有錢人確實比窮人負擔得起更好的健康照護，但金錢所買到的是健康途徑，也就是說，富人更容易取得對健康有益的條件。從教育問題來看，美國的公立教育體系非常不平等，公立學校大部分的經費來自於地方收取的財產稅。[10]也就是說，有錢的地區負擔得起更多給公立學校的經費，而經濟條件差的地方，學校資源就少很多。前一章討論過，教育對健康有巨大的影響，我們做的決定、能獲得怎樣的工作以及能活多久，都取決於自身接受的教育。

其他促進健康的資源也可以花錢買到：更好的食物、更好的鄰里、政治影響力，還有最重要的——心靈的平靜。有錢的話，就可以修補被路樹砸壞的屋頂；有錢的話，就負擔得起日間托育，更有餘裕把孩子養大。如果工作壓力太大，需要休息調養身心，只要有足夠的存款，就可以放長假。金錢的好處真多，林林總總加起來，就能帶來更健康的人生。

因貧致病，因病致貧

另一方面，貧困會如何危害健康呢？沒有錢，就無法住在安全的社區、擁有體面的屋子、享用高品質的食物、接受良好教育並長壽終老。城市研究所（The Urban Institute）發現，經濟情況越差，擁有的社會資源就更少。沒有錢，我們就不敢請病假或放假休息，無法繳交豐厚的退休提撥金，退休金也就不多。我們居住的地區不會有乾淨人行道、翠綠的公園、兒童遊樂場以及圖書館。最終，我們就不可能擁有非常良好的健康狀況。[11]對個人來說，這些資源被剝奪，會導致生活困難重重。

就整體來看，這些缺失會導致弱勢族群的環境持續惡化，更多人受到影響，甚至禍延下一代。舉例而言，住在低收入地區，就不太可能找到提供營養食物的餐飲店。這種地方被戲稱為「食物沙漠」，社區周圍只有販賣便宜、不健康食物的商家。[12]還有一種地區被稱為「食物沼澤」，速食店一家一家開，造成居民的肥胖問題。[13]因為治安問題，低收入區的居民也不愛去運動，使肥胖問題更加惡化。[14]

種種負面因素加起來，低收入民眾難以過得健康，這種現象令人感到遺憾又沉痛。受限於結構性因素，他們所生活的地區很難取得健康食物。從統計數字來看，他們所受的教育明顯不足，又因肥胖而容易罹患各種慢性病，每天還可能要面對種族歧視——夠悲慘了吧！種族歧視的殺傷力更大，因為經濟上的劣勢與種族問題息息相關，兩者交互作用。[15]二〇一六年，美國有百分之二十二的黑人與百分之二十的拉美裔人生活在貧窮線以下，相比之下白人只百分之九。[16]教育程度低、缺乏醫療保險以及居住在低收入區，這些劣勢都會造成財務不穩定，而黑人與拉美裔人很容易就具備其中一項。[15]

在經濟繁榮的大旗下，貧富差距日益增大，有錢人有更多條件能維持健康，沒錢的人卻得不到相關資源。今日在美國，比起最低層百分之一的窮人，金字塔頂端百分之一的富人能多活十至十五年。[17]整體經濟沿著這個趨勢發展，財富日漸集中於最高階層的那群人。在二〇一三年，全美有百分七十六的家庭，他們的財產掌握在金字塔頂端那百分之十的人手中。[18]二〇一五年，百分之四十一的美國家庭（共五千萬名美國人），他們的總退休儲蓄共計四十九億美元，這數字等同於前一百位執行長的退休儲蓄總和。[19]

貧富差距如此嚴重，但我們要特別留意，在談論經濟不平等如何損害健康時，我們所指稱的受害者，不限於一般所謂的「窮人」。[20]對許多人而言，「窮人」是無家可歸和非常貧困的人，也就是被歸在社會邊緣的那群人。然而，不平等不只影響到社會邊緣人，其影響觸及每一個人，這就是美國人的現實生活。

近幾十年來，美國人的工時比大多數工業化國家的工人更長，但收入位居後段，占比約百分之五十的美國勞工，其稅前所得實質上並未增加。[21][22]所以談論經濟不平等時，我們所談論的對象，是每天所見之人的其中一半，當中會有朋友、家人、鄰居，甚至是我們自己。雖然本書核心焦點是美國社會的健康，但要記得，不管在世界上哪個地區，金錢與健康的關係都同樣密切。二〇一六年，聯合國兒童基金會提出的報告清楚指出，從全球經濟的角度來看，如果孩童出生在家庭收入居於底層百分之二十的家庭，比起出生在頂層百分之二十的家庭，死亡機會將高達兩倍。[23]

兩種常見的誤解

金錢對健康非常重要，接受這個事實，就能澄清兩種常見的誤解。第一，有些人不明所以地認為，沒錢的人健康狀況不好是「應得的」，因為他們不努力工作來改善自身的處境。這種想法深植於我們的集體價值觀中，尤其是在美國。我們所生活的社會，把追求財富當成終極價值，還把物質條件上的成功當成個人德性。美國人沉浸於「白手起家」的故事，而我們時常在媒體上見到類似的題材，從勵志作家愛爾傑（Horatio Alger）筆下的故事，到《當幸福來敲門》等賣座電影皆然。

然而，這些故事並未反映出現實情況：大多數財富實際來自何處？事實上，百分之三十五至四十五的財富是繼承而來的。[24]鬥志旺盛的弱者戰勝命運，最終贏得財富，雖然這類故事令人感動，不過我們社會中大部分的百萬、億萬富翁，他們的資產並非出於個人不屈不饒的精神，而是那部對富人及其繼承者有利的稅法；這才能解釋社會大部分的現況。[25][26]

在這種經濟結構下，我們就能理解，美國這麼多人健康狀況有問題，就是起因於財務不穩定。但不應該的是，我們沒有檢討體系，而是全體把炮口指向體系下的受害者，要他們為紛亂的社會現狀負責。我們傾向於責怪弱勢者，要為他們自己的困境負責。這足以證實，為何在討論健康時，一定要把金錢當成必要因素。把金錢與健康的關係釐清後，我們就可以清楚看到，物質條件上的貧乏如何導致疾病，而這一切都要歸咎於極其不平等的競型爭社會。

關於金錢與健康的關係，第二種誤解是，財力足夠的人花錢就可以維持健康，而無需擔憂廣大的環境問題，不會被社會裡的致病因素所影響。確實，有錢當然是好事，畢竟有些疾病需要昂貴且新穎的醫療器材才能有效治療。但實際上來看，社會、經濟、環境等因素的影響力更巨大，它們形塑了群體的健康。相比之下，金錢的重要性與影響力就薄弱許多。

以囊狀纖維化（cystic fibrosis）為例，科學家已經研發出治療方法，能有效控制這種疾病。在一九五〇年代，患有此症的孩童幾乎沒有機會活到青少年時期。[27] 如今，美國患者的平均存活時間已超過三十六年。在加拿大，患者的平均存活時間則超過四十八年。是甚麼原因造成兩國的數字差距？因為比起世界上任一個國家，美國人更堅定地相信，社會所造成的健康問題，看醫生與吃藥都可以治好。所以，美國人比加拿大人花更多錢去看醫生與吃藥物，世上沒有其他國家的人可以相比。

事實上，金錢與藥物無法根除問題，生活中有太多面向會損害我們的健康。一名罹患囊狀纖維化的美國人，他的父母也許有心理創傷，他本人出生時體重過低、放學回家會吸到附近公車站的廢氣。總之，美國社會有各種折磨人的狀況，而住在貧窮地區的人會更加痛苦。金錢只能買到些微的健康，其他因素對健康更加重要，需要長期投資，也就是本書另外十八章的主題。

重新分配財富

認清金錢與健康的密切關係後，就可以重新理解「健康」的含意。我們努力找出原因，為何某些人比較有錢，並且盡可能減少「貧困者」的數量。也就是說，我們得面對經濟不平等的現實，並致力於追求經濟正義，以促進全體健康。在美國，要實現經濟正義，我們就得承認並解決經濟不平等的問題，包括不公平的稅法。我們的社會救助體系也不夠進步，無法滿足弱勢者各方面的需求。此外，我們的衛生法規又太過市場導向，無法全面補助經濟弱勢者的生活開銷。

要落實經濟正義，不只是解決不平等的現況，還要主動採取步驟，以確保每個人負擔得起必要的資源，以保持身心健康。政府應該把金錢交給有急需的人，他們才能獲得醫療資源，更重要的是，讓他們取得更多條件，進而活出健康人生。我們能做得到，只要提高「低收入家庭福利優惠」的補助額度、提高遺產稅、推動單一支付者醫療體系（single-payer healthcare system），並研究全民基本收入的可行性——這個點子在世界各國也都引發高度興趣。

如果想要國民擁有健康，就必須確保他們手上有錢。不過，美國人向來都不會樂見這個結論。對許多人而言，重新分配財富的經濟政策就是「施捨」，把自己掙來的錢交給好吃懶做的人，付出後卻沒有明確的回報。然而，這類政策最終對我們所有人都有益。我們談的不是慈善救助那樣的道德情懷，而是要給全體民眾穩固的財務基礎，不僅使他人更健康，同時也為自己的健康奠定根基。

第三章——權力的功用

一九六八年六月，殘忍的政治暴力撕裂了美國社會，司法部長羅伯特・甘迺迪（Robert F. Kennedy）遭到暗殺，就在兩個月前，民運領袖金恩（Martin Luther King Jr.）也被暗殺。數年前總統約翰・甘迺迪（John F. Kennedy）被刺殺，人民帶來的創傷還沒復原，這兩起暗殺事件等同在傷口上灑鹽。那段期間，社會暴動頻傳，政府又以暴力鎮壓民運人士，各派的激進人士都以兇狠的言詞攻擊對方。[1]

總統詹森（Lyndon B. Johnson）在任期尾聲見到千載難逢的機會，在這種動盪時期才可能推動這個法案：他決定加強管理全國槍枝，以免暴力不斷蔓延。總統甘迺迪遭刺殺後，詹森號召議員討論相關法案，打算禁止人民跨洲買賣槍枝，避免暴力人士輕易就取得槍枝。[2]詹森對議員懇求道：「少數人的聲音，絕不能凌駕多數人的福祉。」詹森指的「少數人」，是組織嚴密的槍枝遊說團體，包括全美步槍協會。

詹森有先見之明，注意到槍枝遊說團體非常有權力。雖然當年的政治氛圍有利於管制槍枝，但步槍協會迅速集結反動勢力，以對抗總統的提案。最終他們擋下法案，這場意義深遠的改革便無疾而終。[3]

一九六八年後，美國的槍枝問題逐年成長。在槍枝管理法推動初期，詹森總統引用數據提到，美國每年平均有六千五百起以上的殺人案跟槍枝有關。[4]如今，每年有三萬五千名以上的美國人死於槍擊事件，每天有九十六位民眾被槍殺，每週有二十五名兒童死於槍枝暴力。[5][6][7]軍用級的武器越來越普遍，大規模槍擊案也越來越常發生，各地都出現令人驚駭的暴力場景：二〇一二年的桑迪胡克小學槍擊案、二〇一六年的奧蘭多夜店槍擊案以及二〇一七年的拉斯維加斯槍擊案。

令人安慰的是，經過這些悲劇，美國人一面倒支持加強槍枝管制：多年來，至少有百分之七十的民眾支持身家調查後才能買槍，而民調後有百分之五十五的民眾認為「在美國買槍太容易了」。[8][9]不分黨派都支持管制槍枝：百分之八十二的共和黨支持者、百分之八十二的中間選民以及所有民主黨支持者，都贊成被列入禁飛或觀察名單的人士不得購買槍枝。[10]雖然民眾已有普遍共識，但聯邦政府沒有積極作為，所以槍枝管制仍在原地踏步。

令人遺憾的是，這背後的原因並不複雜：權力機關不甩民意與大眾的看法。絕大多數的美國人都支持加強管制槍枝，但掌握政治權力的立法者卻一再反對，致使少數人的聲音持續壓過多數人的福祉。雖然權力有時看似抽象，但從槍枝管理的爭議來看，它卻是非常關鍵的條件，形塑了全體的健康。

權力的三種面向

什麼是權力？社會學家路克斯（Steven Lukes）認為，權力有三個面向：外顯權力、隱性權力，以及形塑欲望與信念的權力。[11][12]

外顯權力是我們「看得見」的權力，比如領導人公開做出的決定。決策領導人和政治行動者所採取的步驟中，我們最能看到外顯權力的作用。當權者使用外顯權力時，會採取若干行動壓倒對方的主張與意見，可說是贏者全拿的零和遊戲。因此，支持者如果轉向，外顯權力就容易受到影響，無論在單位內部或是面對廣大的群眾，領導人做決定時沒有培養廣泛的群眾基礎，就很容易被推翻。

隱性權力正如其名，更難觀察到，而且運作時通常不會一意孤行。行使隱性權力的人，能夠在複雜的體系中設定方針與工作進程；那些體系是產生決策的地方，掌權者運用當中的規則來設定方針，或是掌控程序來得到想要的結果。隱性權力通常掌握在委員會主席、資深議員或是幕後協商者的手上。

形塑欲望與信念的權力可說是最細緻的權力，掌權者透過勸說、對話以及宣傳來操作輿論，讓人民接受某個價值或行動方案。

比起外顯權力，雖然第三種權力看起來比較沒有決定性，但長期下來會發揮最大的影響力。掌權者努力把輿論帶往特定方向，把觀念變為社會運動，持續改造文化。

外顯與隱性權力是如何形塑全體健康呢？政治人物運用權力制定法律，而創造健康或致病的條件都受法律所影響。舉例來說，地方法規決定了城市與鄉鎮的發展格局，農業補助辦法決定人民餐盤上的食物，環保法規決定了我們的空氣品質。在政治層面上，農業補助辦法是為了減低特定農產品的生產成本，讓人民更容易購買。從一九九五年至二〇一〇年，美國政府花費約一千七百億美元在補助大豆、玉米、稻米、小麥、高粱，家畜與乳品業。這些農產品常被製成不健康的加工食品、高卡路里的果汁與軟性飲料，以及使人發胖的肉製品與乳製品。接著這片高卡路里、低營養的食物之海吞噬了我們；民眾只能活在不健康的飲食環境中。一項二〇一六年的研究發現，攝取這類食品，很可能導致心血管與代謝疾病。[13]政治家也可以行使權力來改善全民的健康問題，例如推廣、補助蔬果這類更營養的食物，避免情況不斷惡化。

權力也能塑造社會文化，進而影響全民健康。文化因素會滲透到我們的欲望、期待，以及每天依循的社會規範。我們總自認是獨立的行動者，不受其他因素影響，全憑自身的意志去行動。但事實上，我們被文化影響的程度遠超過自己的認定；社會潮流隨時都在塑造我們的行為方法。

名流會善用這種權力，引領時尚且創造消費需求；意見領袖的談話與想法會激起公共辯論；而宗教領袖能培養我們的良心與信念。

文化權力的重要性，在許多社會運動中獲得證實，包括多元性別族群的權利運動。在美國，多元性別族群的權益持續有進展，如同性婚姻的合法化。這群長期被邊緣化的群體，其文化也越來越受廣大民眾所認同。近年來，這個族群在政治層面大有斬獲，文化權力的影響功不可沒，如主打多元性別角色的電視節目，出櫃名人如艾倫・狄珍妮（Ellen DeGeneres）等，都打下了進步的基礎。美國前副總統喬・

拜登（Joe Biden）早年力挺婚姻平權，促使歐巴馬政府對此議題著力更深。拜登承認文化權力的重要性：「電視劇《威爾與格蕾絲》（Will & Grace）對美國社會大眾的教育，可能比日前其他任何人事物都還來得多。」[14]

在短時間內，文化因素可能不如政治權力的運作那麼有影響力，但隨著時間過去，文化會扎根並長遠改變社會。文化改變了人民的思考方式，打下了修法的基礎，進而改變我們行為。無論是修改法律或是改變人民心智，都是權力的關鍵功能。而權力在形塑全民健康上，也扮演非常重要的角色。[15]

詹森總統的妙計

權力實際上如何運作，才能打造出有利於健康的環境與條件？要回答這個問題，不妨再聽聽詹森總統的看法，他說：「無論其他人怎麼評論我，總之，我非常了解權力是什麼。我知道在哪裡可以找到它，也知道怎麼使用。」[16]

五十多年前，詹森簽署《一九六五年社會安全修正案》，訂定了相關法條。[17]據此，政府推動聯邦醫療保險與醫療補助計畫，提供健康保險給弱勢族群，包括低收入民眾與六十五歲以上的長者。這些計畫所蘊含的概念，美國政界討論已久，甘迺迪總統生前也非常支持。甘迺迪被暗殺後，相關的立法進度便停滯不前。國會議員米爾斯（Wilbur Mills）擔任眾議院財政委員會主席多年，他拒絕把聯邦醫療保險列入委員會的表決議程；因為他認為，這個方案會造成許多財政問題。[18]詹森就任總統後，他把聯邦醫療保險視為優先推動的關鍵政策，後來列入更大的國家計畫「偉大社會」。起初，詹森試圖與米爾斯協商，共同研擬一套國會議員能放心支持的法案。同時，詹森努力爭取大眾對其政治願景的支持，他在演講中巧妙地把甘迺迪的政治遺產與自己立法目標結合在一起。雖然詹森與米爾斯一開始的協商沒有成果，但他訴諸大眾的認同，把這股能量注入他所屬的民主黨。一九六四年的期中選舉裡，民主黨大有斬獲，掌握參議院與眾議院的多數席次。民主黨人於是重組財政委員會，邀請支持聯邦醫療保險的議員加入。米爾斯見到大勢已去，態度也和緩下來，最終他本人也成為支持聯邦醫療保險的盟友。

米爾斯並非突如其來地轉變立場。在立法過程中，詹森費盡心力，一定要爭取到米爾斯的支持，定期打電話找他吃飯。詹森甚至開玩笑說過，比起取悅自己的太太，他花更多心思在米爾斯身上。[19]

聯邦醫療保險與醫療補助之所以能通過，要歸功於詹森非常有技巧地運用上述三種權力。在大眾的關注下，詹森以總統之姿，努力說服頑固的反對派；他運用了在自己的外顯權力，在聯邦機關推動改革。他努力爭取米爾斯的支持，借助對方在立法程序上的知識，來主導財政委員會的議程；詹森在幕後運籌帷幄，充分展現他的隱性權力。最後，他訴諸甘迺迪年代的理想主義，巧妙地把輿論推往他要的方向，形塑了人民的欲望與信念。透過這些努力，他取得政治上的勝利。直到今日，他所推出的法案仍持續協助美國人改善健康。

善於玩弄權力的步槍協會

詹森為聯邦醫療保險及醫療補助所做的奮鬥，讓我們看到領導人如何「由上而下」來行使權力。透過聯邦機關的運作，總統推動重大的變革，促進全國人民的健康。但權力也可以「由下而上」發揮作用。若要從事政治工作或推動改革，就一定要向組織嚴密且活躍的公民與利益團體學習。當年詹森在槍枝管制議題上的對手——全美步槍協會，今日仍然是最有代表性的民間團體。

數十年來，全美步槍協會之所能團結陣線，有效抵抗更嚴格的槍枝管制，就是懂得分頭進擊，充分發揮路克斯理論中的三種權力。

首先，它直接參與政治，把立場一致的候選人送入國會，來建立外顯權力。它的主張始終如一：「不得限制人民取得槍枝的自由，包括時間、地點都不得設限」。它不只鼓勵會員選舉時要去投票，還要打電話催票、發放競選文宣，在下次選舉前，都要繼續保持對政治的投入與敏感度。支持的候選人就職後，步槍協會就要他們要負起責任，投票或討論都要為協會發聲，否則就會列入「負評」。[20]

步槍協會也善於運用隱性權力，除了想辦法不讓槍枝議題列入討論議程，還會介入聯邦預算的編列過程，讓人民更難了解槍枝產生的暴力問題。舉例而言，一九九六年，步槍協會支持的國會議員審查預算時，特別提出規定，美國疾病管制與預防中心所屬的傷害防制中心，它所得到的經費，不可「用於提倡或促成槍枝管制」。[21]這個條款導致相關單位無法深入研究槍枝暴力問題，研究人員也更難取得最新資料。

第三，少有政治組織像它一樣，十分善於形塑欲望與信念。美國人這麼重視個人自主，於是步槍協會成功地把管制槍枝連結到妨礙個人自由。無論槍枝管理的修法有多進步、多合理，步槍協會都會把它歸類為侵害自由。

這些觀念與說法成為組織內所有參與者的基本立場。這個組織本來成立為了推廣狩獵、射擊運動和自我防衛，今日卻改變角色，自命為自由捍衛者，並成為一股強大的政治勢力。[22]

不過，權力要「由下而上」發揮影響力，也不一定要訴諸強烈的意識形態。當弱勢邊緣族群有健康問題或受到不公正的對待時，更是要訴諸大眾的支持。

以美國的多元性別族群為例，他們過去十年的社會地位與政治權益都有提升，整體健康狀況都有改善，過去他們常面臨的各種困境都有減經，包括肝炎、物質濫用、精神疾病以及自殺。[23][24][25][26]這些問題改善後，廣大群眾的健康也受益。以「到此為止」(Time's Up）運動為例，就能看到這類權力如何發揮作用。[27]

「到此為止」是由演藝圈舉足輕重的女性工作者所發起，是為了聲援在職場受到性騷擾與性虐待的女性，並展現團結一致的決心。這場運動成功募集到大筆捐款，除了協助低收入的受害者取得法律資源以控告性騷擾與性侵的嫌疑犯，還推動立法，要求包庇嫌犯的公司需負起責任，並促進職場的性別平等。

雖然此運動仍在發展初期，但它活用了權力的不同面向，改變了文化風氣與一般遵循的行為規則。類似的運動團體都在施展權力，以改善各地女性及少數群體的健康狀況與不公平待遇。

水能載舟，亦能覆舟

在討論全民的健康問題時，權力因素至關重要。從當代歷史來看，權力都掌握在野心人士及團體的手上。他們向大眾宣告自己的理念，要用權力徹底改變社會。不過，這些改變方案通常只為了自身的利益，也太多無助於大眾的健康狀況。自己不投入改革運動以努力改善全體健康，權力就會對被其他人奪走；這些野心家會操控政策走向，重塑文化規範價值，最後傷害整個社會的權益。

社會上最典型的野心家就是菸草商，在吸菸的危害廣為人知前，它們很有技巧地運用權力來推廣菸品。透過廣告播送與名人代言，菸草商在二十世紀的美國社會創造了吸菸文化。後來研究發現吸菸有害健康，反菸運動者花了數十年收集資料，才有辦法挑戰菸草商的權力，並改變社會風氣，讓大眾認識到吸菸的風險並試著戒菸。吸菸會導致肺癌等流行病，更可能造成一連串的健康問題，包括氣喘與冠狀動

脈心臟病。[28,29]

菸草商不斷向民眾灌輸「吸菸不傷身，而且又迷人」的印象，以此建立並維持自己的文化權力。它們很早就投入宣傳工作，以至於長久以來掌握了文化影響力。簡單說，菸草商搶得先機，獨占沒人發現的權力，並用它來拓展自己的收益。

我們因此學到教訓，權力不會長久無人聞問，永遠都會有人去奪取。無論是為了私利，或是想增進公共利益、改善整體的健康環境，都得發展自己的權力。為了守護全民健康，我們別無選擇，只能參與權力的運作。

權力本身既非善、也非惡，它是一項工具，可以用來改善或損害全體的健康，端看掌權者的意圖。詹森總統的傳記作家卡羅（Robert Caro）說過：

> 大家都知道艾克頓勳爵的名言：「權力使人腐化，絕對的權力則使人絕對的腐化。」我不相信這句話永遠成立。權力不一定會使人腐化，也可以淨化人心。我認為唯一不會錯的真理是：權力終會顯露自己的真面目。

許多人施展權力都是為了追求利益、提升個人地位，或純粹只是想追求更多權力，還不惜破壞環境、犧牲全體的健康。不過，如果掌權者懷有理想，欲實現正義與公平，那他們確實更有機會打造一個更健康的世界。

第四章——政治歸政治，健康歸健康？

兩千多年前，亞里斯多德寫過：

每個城邦都可以看成是一種共同體，都是出於某些良善目的而建立的。人類大部分的行為，也都是為了滿足心中認定的良善價值。既然每個共同體都想實現某些價值，而城邦或政治共同體的層級最高、涵蓋範圍最廣，它們所追求的價值一定高過一切，臻於至善。[1]

在人類所嚮往的好事當中，健康可說是最終的價值。沒有健康，人生就是黑白的；健康是必要條件，要達成任何目標都不能沒有它，對個人或全體社會皆是如此。

全民健康無法與政治分割，畢竟它屬於分配資源的體系，而這些環境資源決定我們是否可以過健康的生活，包括地區和平、教育機構、經濟機會、安全環境以及公正的社會秩序等。若該國的政治無法確保人民能取得這些資源，那全民健康就會出問題。

二〇一七年的葉門局勢正好可以見證這一點。該國的政局不穩定，導致貧窮與戰爭，這些不利條件最後導致霍亂大流行。[2]在俄羅斯，政府疏忽性別議題的重要性，又刻意煽動民眾對同性戀的恐懼，導致東歐與中亞爆發史上最大規模的愛滋病流行。[3][4][5]

美國的政治更加失敗，除了遲遲無法有效遏止槍枝暴力問題，歷任政府又遵循傳統，放任企業發展，社會因此更加不平等，數百萬人的健康也受到波及。

有健康的政治環境，才有健康的人民

「全民健康有賴於健康的政治環境」，這個觀念由來已久，並透露出我們對於政治的看法。生活在特定政治體系之下的社群，我們稱為「政治體」(body politic)，這個比喻非常有道理，所以常常有人說，政治失能就好像政治體生病一樣。[6]這點也反映在許多文學作品中，還可回溯到《聖經》故事；正如古人常說，瘟疫代表神明要懲罰不正義或腐敗的統治當局。[7]

政治體的健康甚至會影響到人民對領袖的選擇。研究發現，在二〇一六年美國總統大選期間，健康環境較差的地區，偏向支持愛作亂的川普。[8]為何這些健康不佳的選民會與川普有共鳴，支持他惡搞當前的政治體系？可想而知，正因為健康情況不好，選民吏會歸咎當時的執政團隊，認為它施政有問題。既然政治共同體的終極目標是至善，當然就得先實現健全的政治，才能確保人民的健康。

美國的政治對話，表面上的主導議題都圍繞著全民健康——從《平價醫療法案》（Affordable Care Act，又稱歐記健保〔Obamacare〕）到藥品價格都在討論之列。但更進一步檢視後，很容易就發現，這些辯論事實上根本與全民健康毫無關聯，人們都把重點放在醫療事項上。健康關係到人們的福祉與長壽，反映出他們生活與環境的品質；而醫療或是相關的學術名詞「健康政策」（health policy），則是與體系有關，使病人可以上醫院與拿藥。但在美國，我們所談論的幾乎僅止於醫療。

我們社會在討論全民健康時，問題重重，而且焦點只放在醫療。這時需要政治因素介入，立法管理各種會影響到我們健康的大小因素（立法比醫師更重要），以彌補醫療討論無法顧及的面向。以交通安全為例，它可能看似與健康政策無關，但道路品質是關鍵因素，決定我們是否能過著健康的生活。它是我們生活的一部分，屬於更廣大的社會、經濟與環境脈絡，而政治因素形塑了這些脈絡的基礎。

當然醫療對全民健康也很重要，但它只是巨大餡餅中的一小片，而最終社會要走向健康或疾病蔓延，都取決於其他大部分因素。

因此，政治與全民健康息息相關。透過擬定政策、注入公共投資以及創辦衛生機構，這些政治動作都能有效促進健康。從食物與水的品質、社區安全，再到全球氣候的品質，都受到政治所影響。

氣候變遷對健康的威脅

在一九九九年，美國疾病管制與預防中心列出二十世紀十項最偉大的公共衛生成就，當中包括機動車輛安全（motor vehicle safety），它大大保障了全民的健康與安全。[9]在疾管中心提出此一名單的當年，道路上的美國人比一九二五年時多了六倍，而美國機動車輛的數量增加了十一倍。[10]同時，車輛的里程數自從一九二〇年代中開始增加了十倍。儘管有這些增長，一九二五年至一九九七年間，機動車輛的年度死亡率減少了百分之九十，原本所有車輛每開出一億英里會造成十八人死亡，後來降到一點七人死亡。

什麼原因造成死亡率的數字下降？確實，一百年多來，駕駛人的身心並沒有什麼改變，美國人也依舊熱愛開闢道路，差別是發生在政治層面。過去一個世紀以來，政府與立法者訂立了更安全的道路與車輛管制標準，包括強制繫安全帶，並透過安全宣導，讓用路人更加熟悉交通法規與駕駛原則。[11][12][13]政治因素也會促成公共機構的設立，如美國國家公路交通安全管理局（NHTSA）與國家運輸安全委員會（NTSB），它們負責監測並改善道路狀況。[14][15]透過這些政治措施，我們改變了用路文化，孕育出更安全的交通環境，拯救了無數人的生命。

再以氣候變遷為例，可說是未來數十年我們面臨的最大健康威脅。[16]氣候變遷導致許多極端氣候現象，它們摧毀社區並破壞全民健康，造成多年揮之不去的身心創傷。[17]這些災難造成大量人民流離失所，我們稱之為「氣候難民」。他們時常無法獲得醫療照護，而且身心受創與被剝削的風險更高。[18][19][20]

我們才剛開始了解，地球快速暖化造成的炎熱與潮濕環境，對人類的健康會帶來哪些影響。初步研究指出，這些因素加總起來可是會奪走人命，因為它會加劇社會不平等的境況，許多人因此缺乏資源、無力抵抗環境的侵害。[21]

跟氣候變遷有關的政治因素，就跟全民健康有關。在當前的全球環境中，要處理氣候變遷問題，一定要從國家政策去著手，否則人民就永遠無法變得更健康，環境也不會更安全。科學界已有明確共識，氣候變遷的始作俑者是人類，而且變化速度不斷加快，但沒有人採取立即行動，主要阻礙並非缺乏知識，而是許多政府都全力在否定、淡化這些環境威脅，而最終環境必將崩壞，影響整個世代的生存。[22][23]在各個當局的否認態度背後，是受到龐大的政治與商業利益所趨使，而人民一定得透過政治活動來反抗，才能改善全體健康，這就跟取得有品質的藥物與醫療一樣重要。

氣候變遷政策是當前最眾所矚目的議題，它足以說明，即使沒有牽涉到醫療，政治因素還是有許多層面會影響到全民健康。公共政策與機構若能實現更美好、更公平的社會，包括合理的房價、更好的學校、經濟機會以及全球和平，就能創造適當的環境來促進全民健康。

美國歷史上有許多政策方針，可以說明政治與健康的連結，包括政府創立住房及城市發展部（HUD），以及通過強調種族、性別平等的《民權法案》（一九六四年）與《教育法修正案第九條》（一九七二年）。至於在世界各地，如聯合國等國際組織，自從二次世界大戰結束後就已投入類似的工作。這些政治上的成就都對世人有所貢獻，不僅使大家安居樂業，也呈現出政治的最終目標，也就是實現至善（即健康）。

被政客濫用的奧弗頓之窗

但政府與政治人物並非單靠政策來形塑全體健康。政治也能主導公共論述，設定全國討論的方向，並創造理念上的共識，並落實在實務與政策。我們可以用「奧弗頓之窗」（Overton Window）來闡述理念和政治的互動關係。[24]

這個名詞出自於政治學家奧弗頓（Joseph Overton），其背後的概念是，在處理任何議題時，一定會有一系列難易不同的政策選項可供參考，範圍從「窒礙難行」、「尚可」一直到「確定可執行」。在「窒礙難行」的一端，屬於主流論述難以接受的極端想法。而在「確定可執行」的一端，則是公眾接受的想法，並納入政治體制的法規中。在這一系列選項中，可以篩選出較小的範圍，也就是奧弗頓之窗，以找出適合公共辯論且在政策上可實行的想法。除非奧弗頓之窗轉往其他方向，否則有些想法不適合放入大環境考量，就會被排除在外。而有能力推動奧弗頓之窗的，就是政治人物。他們能在全國版面上為自己的理念發聲，影響媒體的報導方向，並運用政治權力，把一般民眾認為的激進或危險想法，灌輸到社會的主流觀念當中。

過去五十年來，共和黨展特別擅於推動奧弗頓之窗，成果有目共睹，因此美國人在生活中總是習於貶抑政府的角色。從一九六〇年代中期的主流觀念來看，人們都相信政府在財政支出上要非常謹慎，也認為如果過度管制商業活動，就會扼殺市場的動能。多年下來，這種觀點變得更加極端。因此越來越多人堅信，政府是有害、非自然的權力組織，其主要角色與功能在於募集與維持高效的軍事力量。

保守派以三種關鍵方法成功灌輸這種觀念。首先，透過智庫與學術出版品，為其理念建立學術基礎。其次，他們更廣泛地接觸群眾，把一九六〇年代的動盪，歸咎於政府過度擴張及推動「偉大社會」計畫，接著利用人們對這個年代的強烈反感，來偷渡自己要傳達理念。[25]第三，他們不斷在州政府或聯邦機構培養政治實力，包括與某些產業建立共生關係，支持它們的減稅要求。

從美國環保署（EPA）的成立過程，就可以看到保守派如何成功移動奧弗頓之窗；這是尼克森（Richard Nixon）任職總統時創立的單位。[26]尼克森當時被認為是非常保守的政治人物，但他也承認，政府在環境保護的工作上扮演很重要的角色，那等同於在保護美國人民的健康。在一九七〇年的國情咨文中，他明白宣示這個立場：「七〇年代的重大問題在於，我們應該屈服於現實的大環境，又或應該與自然和平共處，開始補救我們對空氣、土地、水所造成的傷害？」[27]儘管尼克森對生態問題有敏感度，但還是替雷根的保守執政打下基礎。在雷根主導下，政府大幅削減環保署的預算，而且他的名言「政府本身才是問題」，形塑了一整個世代的保守派思維。[28][29]

到川普就任總統時，這種保守立場達到巔峰，他對環保署的攻擊就跟雷根一樣強烈。為了削弱環保署的權力，川普大砍此單位的預算、撤回對天然氣及能源的管制。[30]從這方面來看，保守派的做法就變得如同神話故事中的銜尾蛇（Ouroboros）一般，吞食自己的尾巴來壯大自己。[31]共和黨人成功地移動奧弗頓之窗，讓社會徹底不相信政府的基本功能，就算摧毀本黨當初創設的機構也沒問題。然而，這一切作為都會損害國民健康。

美國人把健康理解當成醫療問題，就是共和黨造成的。聯邦政府極力辯護，自己最重要的工作是提供與推廣醫療服務，但人民被這些大話蒙蔽了事實：政治人物正用其他方式影響我們的健康環境。

具體而言，共和黨政府隱藏自己的特定利益，把奧弗頓之窗移向對自己最有利的政策，並時常以全民健康作為代價。石油與天然氣公司試圖擺脫政府管制，為了獲利而無視於環境污染。華爾街同樣也不滿政府的管制，認為應該任其發展，追逐無盡的財富，就算會加深經濟不平等也不以為意。

不可否認的是，在利益的驅使下，不論大規模或小規格的公司才會不斷創新，進而提升美國以及世界各地的生活水準，但美國的利益集團與上層階級也因此更加壯大而難以撼動。最終，要追求財富的少數人以及需要健康的多數人，兩個群體在政治上的衝突越來越激烈。

用政治力拼健康

從美國政治體系創建開始，各個群體因利益分歧而產生的衝突，就一直是執政者的擔憂。開國元勳、總統麥迪遜（James Madison）在《聯邦黨人文集》就提到，面臨這項挑戰時，自己是如何處理衝突與可能的影響。他寫道：「社會上之所以分成這麼多群體，潛在原因就深植於人性之中。無論在哪裡，根據公民社會的不同條件，這些原因造成程度不一的行動。」[32]

麥迪遜發現，物質條件上的不平等，是長久以來政治分歧最普遍的原因。在他的年代，產生分歧的主要成因是「財產分配的方式太多，也不盡公平」。在現今我們的時代，問題則出在於財富分配不均與健康落差太大。麥迪遜認為，要彌補社會分裂，避免任一群體主宰他人，就得擴大美國的政治生活，創建包容力夠大的共和國，以容納各種不同的利益集團。他提到，還必須設定權力範圍，避免任一利益集團變得太有權力，但同時還要保留各群體的對話空間，才得以產出最好的政策。在麥迪遜的設計之下，美國的政治體系能利用政治衝突來創造動能，還能減低衝突帶來的傷害。

今日，特定的利益集團試圖要破壞全民的健康環境，為了反抗它們，我們得改變討論健康的角度。我們必須擴展討論的內容與範圍，對話時才能涵蓋如愛、恨、金錢、權力、文化、環境以及政治等因素。世人都會同意，良好的健康對自身有益。

然而，要啟動公共對話以集結眾人的政治力量，我們就得提升洞察力，完整掌握有哪些事物能形塑全體健康。如此一來，當利益集團破壞經濟運作、自然環境以及社會公平，企圖傷害社會時，我們就可以馬上察覺。因此，為了提倡健康，我們得先倡議新政治，讓美國人在生活各方面都更健康。

事實上，除了這個做法，其實沒什麼其他選擇。若不投入政治活動，形塑全民健康的條件就會慢慢消失，社會及人民就會生病。同樣地，歷史也告訴我們，當政治運作與全民的健康觀念脫鉤時，會發生什麼事情。

菲爾紹的「社會醫學」觀

一八四八年，普魯士政府指定病理科醫師菲爾紹（Rudolph Virchow）去研究上西里西亞（今波蘭境內）的斑疹傷寒流行。[33][34]菲爾紹造訪經濟弱勢的地區，雖然前後只有三週的時間，但期間所寫的報告，卻帶來革命性的成果。

在報告中，菲爾紹讓讀者清楚看到，當地社會與政治功能完全失效。這場流行病的成因，包括貧窮又效率不彰的公僕、教育資源貧乏以及諸多社會經濟困境。他總結道：「無疑地，這類傷寒流行病，只有在那些條件下才會發生。總而言之，這些流行病是上西里西亞的貧窮環境與低度發展造成的。我確信，倘若政府改變這些條件，流行病便不會復發。」

為了改善上西里西亞的健康環境，菲爾紹主張，人民需要教育、充分就業、農業進步，以及其他社會與經濟改革，[35]而且當局一開始就得投入這些改革，所以造成健康問題的並非醫療體系，而是政治。只有執政當局能投資教育等基礎建設，創造健康社會所必需的經濟安全網。如果有幾項社會建設沒做好，就算有最好的醫療機構也難改善健康環境。

聯合國的《人權宣言》是百年來最具代表性的政治文件，內容說明，每個人都有權獲得「合乎標準的生活條件」，以實現個人健康。[36]如菲爾紹所見，這項標準的基礎就是社會經濟條件，也就是創造我們日常健康生活的大環境；而政治因素會深深影響這些條件。

《人權宣言》把這些條件視為一種權利，重申了亞里斯多德所強調的重點：政治體應該以「至善」為目的，促進全體的健康。無論是古希臘的城邦，或是當今世界各地的政府，都要奉行這個原則。為確保這項權利，我們一定要懷抱政治願景，支持促進全民健康的機構與政策。當然我們也得推動醫療與藥品的進步，但全面性地改善社會、經濟以及環境條件，才是全民健康的根本之道，而這些條件深植於政治活動中。我們必須突破習以為常的政治現實，拓展可行的目標，才能實現我們最終的理想：在健全的政治環境支持下，世界上所有人都過得健康。

第五章——居住地是無形的致病因素

蘇菲亞十二歲了。她在家門外的街頭跟朋友玩捉迷藏。其他孩子跑得比她更快，但她可不想被抓到。她扭動、轉身，穿梭在停妥的車子間，以躲避追捕者。她聽得到公車駛入公車總站的聲音，那離她住處才隔一條街。前來造訪她們社區的訪客都能夠聞到公車排放的廢氣，不過蘇菲亞聞不到，因為她早就習慣那些無所不在的柴油臭味。蘇菲亞對那個味道麻痺了，她的母親還聞得到，很擔心蘇菲亞的健康會大受影響。她的母親再過幾個小時就下班，搭其中一部柴油公車回家。通常下班回家都晚了，所以家人無法一起吃晚餐，但看到媽媽到家，蘇菲亞還是很高興。這天蘇菲亞應該過得很開心，因為她贏了捉迷藏。

事實上，遊戲進行到一半，蘇菲亞突然跑不動了，她從未有這種胸悶感，好像胸口卡了什麼。她停下腳步，開始氣喘。玩伴還以為她怕認輸，所以在裝病，但她突然倒下，嚇壞了他們，不知如何是好。這時有一名男孩名叫路克，他的弟弟也發生過類似的急性氣喘。他打給緊急救護專線，跟接線人員說，他朋友可能氣喘發作了。蘇菲亞後來被送到醫院，身體逐漸康復，醫生證實這個男孩是對的。

你居住的環境，決定你的健康

我們在前面章節提到，蘇菲亞在四十五歲時疾病纏身。而她的健康況狀不佳，都要歸咎於她成長的大環境，當中有多重因素交互影響，而不能歸類為單一原因。然而，蘇菲亞多年的健康問題，至少有一個非常明確的成因：她在廢氣瀰漫的公車總站附近長大，因此才會常常突發急性氣喘。

全國有成千上萬的人跟蘇菲亞一樣。根據美國疾病管制與預防中心的統計，氣喘盛行率在二〇〇一年至二〇一一年之間增加了百分二十八。[1]直至二〇一一年，美國約有一千八百九十萬個成年人與七百一十萬個兒童患有氣喘。雖然患者越來越多，但一般人常以為氣喘是小病，但其實狀況很嚴重，每年都有上千名兒童因氣喘未獲治療或病情惡化而喪生。孩童若生長於主要幹道附近的鄰里，最容易有這種疾

病，顯見汽機車廢氣所造成的污染與氣喘有關。[2,3,4,5]

蘇菲亞暴露在這些風險下，人生的發展大受影響。她的氣喘足以說明居住地是如何影響健康。每天隨時接觸到的周遭環境，包括經濟、社會條件以及具體的基礎建設等因素，它們合併而成的空間，就是我們每天身處其中的所在。

不管我們住在城市、鄉鎮或鄰里，當中都有共同的元素會對我們造成影響。原因在於，我們每日生活接觸到的人事物，都跟居住地有關。我們看見的風景、聽到的聲音以及嚐到的食物，都取決於我們的居住地。居民的健康也受居住地的好壞條件所影響。若當地空氣污染嚴重，居民壓力沉重又愛吵架，店家與超市又無法提供營養的食物，那我們就比較不可能活得健康。然而，如果居住地的空氣是乾淨的，市場有供應充足的良好食物，巷弄寧靜犯罪率又低，那麼我們就比較能活得健康。這些條件加總起來的影響力之大，導致我們住處的郵遞區號比身上的基因密碼更能預測我們的健康。

從蘇菲亞的案例來看，她的居住地有許多有害的影響。她住在公車總站附近，但幸好社區成員以及人際網絡在她生病時伸出援手。她的周遭環境傷害了她，但也給她幫助。一般人很容易忽略居住地對健康的影響，部分原因在於，我們跟它距離太近，就像空氣一樣。雖然我們隨時接觸到它，但通常只有出現困擾時才有感覺，就像風吹起一樣。舉例而言，人們通常不會在乎飲用水的品質。但有消息指出飲用水不安全時，我們就有理由去關注，就像密西根州的佛林特（Flint）發生水源污染問題後，成為全國的焦點。飲用水是非常好的例子，它足以說明，要留心觀察每天接觸的事物有多困難。作家華萊士（David Foster Wallace）說過一個故事，精準地描述了這個困境：

有兩隻正值青春年少的魚肩並肩游著，遇到了一隻年長的魚，牠正要去別處。年長的魚向他們點點頭打了招呼，問候道：「早安啊！孩子們。今天水質如何？」這兩隻年輕的魚兒繼續往前游了一會兒之後，其中一隻終於忍不住了，牠轉向夥伴，問道：「水到底是什麼東西啊？」[6]

物理環境與社會環境對健康的影響

居住地決定我們是否能活得健康，為了更明確了解這層關係，我們繼續延伸這兩隻魚的故事。想像牠們一起住在魚缸裡，你想要牠們活得健康，所以提供最好的飼料、鼓勵牠們規律運動。這兩隻魚對彼此產生浪漫的情愫時，你提供教育資源，讓牠們知道安全性行為的重要性。簡言之，文化教導我們要促進個人的健康，所以你才會推行那些活動。有一天，你醒來發現魚死了，你不敢相信怎麼會發生這種事。原來是先前你只顧著要他們學習健康的行為，以至於忘了換水。

居住地會增強或限制我們保持健康的能力，正如水質可以讓魚缸裡的生物活得好，或導致牠們生病。用魚來做比喻，我們得讓自己生活的「水質」清澈，確保居住地各方面都能促進健康。居住地的影響力無所不在，而它形塑全體健康的方式有兩種，包括物理環境與社會環境。[7]理解這些條件後，才能開始改善環境。

物理環境存在於我們每天的周遭生活中，包括都市的基礎建設、綠地的比例、公共運輸網絡以及取得食物的方式，它們都會形塑全體的健康。基礎建設包括衛生設施、電力與自來水供應系統、以及安全的生活環境。如果這些設施出了問題，全民的健康都會受到影響；我們會生活在骯髒、雜亂的環境，還可能會導致憂鬱症。二〇一七年，英國老舊的公共住宅格蘭菲塔（Grenfell Tower）發生大火，導致七十一人喪生，而它過時的建築結構，可能助長了惡火蔓延。[8][9][10]

格蘭菲塔的悲劇正足以說明，有問題的物理環境會造成多大危害。相對地，健全的社區環境可以增進居民的身心健康，它不僅有綠地，還有腳踏車道與人行道等基礎休閒設施；周邊交通方便，居民能以安全且便宜的方式外出工作與旅遊。[11][12]

大眾運輸網絡包括公車與火車，它們在各方面都對健康有益。大眾運輸讓我們往返工作地點，好賺取收入來維持健康生活，也讓我們可以到他處從事休閒活動。如果我們社區附近沒有公園，就可以搭乘大眾運輸工具到別處活動。此外，為了獲得教育機會，我們也得搭公車或火車往返校園。

物理環境有很多組成元素，當中影響最大、也最難以擺脫的，就是食物的供應情形。居民短時間內可取得的食物來源與種類，會大大影響健康。低收入社區時常是「食物沙漠」，充斥了速食餐廳以及販賣便宜加工食品的轉角超市。這些居民若想維持自己與家人的健康，代價非常昂貴，因為他們得跨越到城市的另一端，才找得到供應營養與生鮮食物的超市。

當然，居住地不只包含地理與物理環境，社會環境也有巨大的影響。一個社區的特色，取決於當地的經濟、文化以及政治因素如何交互作用。[7][13]除了勞動市場、健康服務、社區機構外，國家政策在當地的落實程度，也會有顯著的影響。在一個社區內，這些條件越完備，居民就越健康。如果這些條件不完備甚至從缺，犯罪率就會提升，經濟更加不穩定，社會風氣敗壞，居民感到孤寂、充滿壓力，最終所有人都活得不健康。

早年的研究者已經發現，人民的健康問題與不穩定的社會環境息息相關。一九三九年，美國社會學家法瑞斯（Robert E. L. Faris）與鄧納姆（Henry Warren Dunham）發現，城市若出現「社會解組」（social disorganization），產生崩解與失序的現象，就會造成居民的心理問題。[14]兩人提出這個理論之後，學者持續收集資料，發現居民的健康問題與社會結構鬆動脫不了關係。舉例來說，都市的犯罪率越高，居民罹患創傷後壓力症候群的比例也會升高。[15]在惡劣的社會環境中，居民更會有抽菸與肥胖等健康問題，新生兒體重過低的比例也會提高。[16][17][18]

從社會資本看健康

社會資本（social capital）越高，人際互動就會越緊密，在此環境下，居民會活得更久、更健康。社會資本是人際關係與組織的網絡，人們透過它互相照顧。[19]社會資本包括一些簡單的活動，就像蘇菲亞有需要時會找她的朋友。我們自己的生活也是如此，像是生病了、喪失照顧自己的能力、工作時倍感壓力或是下班太晚需要有人照顧我們的孩子，就要發揮社會資本，從人際網絡中尋求朋友的協助，或從教會等社區機構找尋資源。這些網絡若能發揮功能，就可以提供我們生活的支持與意義。在危機時刻，它們更能拯救生命，減低災難的危害。

二〇一一年，日本三一一大地震引發海嘯、核電廠事故等災難，當時社會資本發揮了極大的功用。倖存者表示，在鄰居、朋友與家人出手相助下，自己才能保住性命。至於要如何獲得這些支持網絡，就取決於社會環境。[20]

蘇菲亞有氣喘問題，幸運的是，經診斷後，這種疾病是可治癒的。有許多方法可以有效治療氣喘，患者的生活品質也能得到改善。[21] 吸入性類固醇等抗發炎藥物可以預防氣喘發作，並減少呼吸道腫脹。支氣管擴張劑能在氣喘症狀發生時減輕症狀，也能在運動前使用，這樣蘇菲亞也就可以再回去玩捉迷藏。但即使有這麼多治療方法，卻也改變不了事實：如果蘇菲亞能在更健康的環境成長，就不需要這些藥物了。正如在髒魚缸裡游泳的魚終究會生病。

忽略了圍繞生活在其中的「水質」，或是對它的影響渾然不覺，全民健康一定會出問題。實際上，全民健康能改善到什麼程度，全取決於我們是否用對方法。醫療技術上的創新非常重要，但有時卻掩蓋了社會環境的影響力。氣喘是可以治癒的疾病，所以我們難以否認，氣喘率與地方環境密切相關。若願意投入資源，就一定可以改善那些環境條件。

要改善環境，不單只是禁止住宅區附近建立高污染的設施，還要從每個層面改善物理與社會環境。只要檢視氣喘的起因，就可以了解這一點。氣喘除了與空氣污染有關，劃分族群的居住隔離（residential segregation）政策、困頓的經濟環境以及社區內的人際關係，通通都是關鍵因素。[22] [23] 為了預防氣喘，這些問題我們都得處理，而改善不良的物理與社會環境，也有助於預防其他許多疾病。社區的社會資本較高，支持網絡較緊密，就能促進居民的精神健康，罹患憂鬱症的比例就比較低。[24] 創造更健康的居住地，不僅只是確保房屋設計良好、街道清潔，以及讓環境免於有毒成分。這些物理環境當然很重要，但我們也得確保每天接觸的事物都有助於健康，包括人際網絡。

地球就像大魚缸

二〇一七年，美國住房及城市發展部（ＨＵＤ）公布了一道法規，針對居住於聯邦補助住宅的孩童，其體內的血中鉛濃度，可接受上限必須要往下調整。[25]如此一來，這些孩童只要一出現鉛暴露引發的症狀，相關單位就能馬上著手處理。鉛暴露會導致憂鬱症、恐慌症以及一連串的健康問題。[26][27]這個致病風險明顯與居住地的條件有關：飲用水、油漆、灰塵、土壤，還有住家裝潢都有鉛的成分。透過修改鉛暴露的健康標準，城市發展部改善了居住地的環境，進而促進全體健康。居住地有太多影響健康的變數，要有實際的改善成效，城市發展部的做法非常具有代表性；它透過法規這項有力的工具，來改善居民健康。

隨著全球都市化的比例升高，環境與健康兩者的關係更是明顯。聯合國估計，到了二〇五〇年，全球將會有百分之六十六的人口都居住於市區。[28]政府應該將資源投注在城市的基礎建設，包括打造公園與綠地、籌建社區中心與具有彈性的健康照護體系、建設乾淨方便的運輸網絡。此外，有關單位還要整合城市裡的各個社區，避免用收入與族群劃分居住區域。這一切作為都有助於居住地發揮正面影響力，給全部居民帶來健康。

然而，居住地的問題不只是受到地區性的條件所影響，也會受到世界局勢所牽連。全球性的威脅，如戰爭、貧窮以及氣候變遷，讓整個星球都泡在「髒魚缸」裡。我們常以個人的角度去思考，以為只要擁有財富或特權，就可以隔絕於這些威脅之外。事實上，我們終究是同一個居住地的居民，也就是地球這個大魚缸。

蘇菲亞的健康受限於她所居住的城市街區，大眾的健康也取決於廣大的社會與經濟條件，這些環境挑戰形塑了地球上的生命。倘若我們想努力讓自己與孩子過得更健康，就不能忽視這些環境的限制。因此我們別無選擇，只能努力讓它們更好。

第六章——人際關係是解藥

「地獄即他人」，沙特寫道，這句台詞出自他的劇作《無處可逃》。故事談到，三個受詛咒的人死後，靈魂到冥界準備接受處罰。[1]主角以為，他們得為在人間的過錯接受折磨，結果驚訝地發現，所謂的地獄，是一個三人必須永遠同住的小房間。隨著劇情開展，這種命運確實足以堪稱為地獄，因為主角三人都不願意相互扶持，一同超越悲慘的境地。主角們的關係日益惡化，最終才理解到，三人注定彼此牽絆，一起過著悲慘的生活。

人類是社會性動物

沙特的劇作掌握到一項關鍵事實：人類在根本上是社會性的，而社會網絡深遠地決定了我們的福祉，無論是朋友、家人、同事或是點頭之交，都會影響我們的生活。[2]《無處可逃》悲觀地看待這種影響力，但相對地，人際關係也能提供人生意義，讓我們感到愉悅、滿足與歡喜，以促進身心健康。好的人際關係可以滋養生活、推動合作並聚焦於健康的行為，成為對抗疾病的堡壘。但不良的人際關係會滋長有害的行為，讓我們的健康陷入惡性循環。沙特筆下的三位主角被鎖在房間裡，卻破壞彼此的和諧關係，最終無法一同改善處境。從沙特的劇作中，我深深地體會到，無可避免地，每個人的生命都被他人所形塑，影響力擴散到我們生命的各個層面，包括健康狀況。

《無處可逃》也明確指出，人類是同住在一個屋簷下。雖然我們總是把自己想成孤島，但從生物學的演化理論來看，人類無法過著沒有社會網絡的生活。換言之，孤獨對我們的健康是一大挑戰。[3]難以否認的事實是，人類絕不可能以自給自足的方式得到生活福祉，只有與周遭的人群互動，才有可能獲得幸福。我們跟世人同住在一個屋簷下，一同在這個世界裡生活，一定得打造健康的大環境，才不會上演沙特劇作中的悲劇。因此，討論人際關係以及自己的定位是必要的。

在生命的每個階段，人際互動都會對健康產生影響。人類形成的第一個關係連結，對象通常是家庭成員。幼年時，家人會立即回應我們的需求，塑造我們將來的行為模式與價值觀，這些互動方式會影響健康。接下來我們往社會發展，培養家庭以外的人際關係，對象包括同學、同事以及其他人。如同家庭關係一樣，這些友誼影響了我們的價值與行為。如果朋友從事一些高風險的行為，例如吸菸與飲酒，我們就很可能染上惡習。如果朋友的生活習慣很健康，我們便會見賢思齊。隨著年紀增長，我們會選擇養育小孩或與伴侶共同生活，完全投入多年來培養的人際網絡，這象徵更一步的社會整合。在社會發展階段，我們的健康會持續受到影響。如果我們適當地滋養網絡，創造充滿愛與友誼的人際關係，那麼從年輕到老，我們都能過著豐富精彩的生活。[4]在社會網絡的支持下，我們才有機會變成長壽的老人。跟朋友、家人、夥伴越親近，就越可能活得長久又健康。[5]

在社會網絡內，互動的對象也會引發常見的疾病與健康問題。傳染病就是最清楚而簡單的例子，如果周遭的人們容易染病，比如沒有接種特定疫苗，那我們生病的機會也會提高。也正因為這問題太明顯，一般人就很容易忽略，就像我們前面提到的「魚缸之水」。疫苗是減緩流行病最有效的工具，儘管如此，其效果有賴於我們周遭人所做的選擇：越多人選擇接種疫苗，集體防禦力就越強，最終達成「群體免疫」（herd immunity）。[6]但周遭的人若拒絕接種疫苗，就不可能達成群體免疫，我們個人的健康也會被牽連。美國在二〇〇〇年宣布麻疹絕跡之後，很多民眾都不去接種疫苗，當中有許多人就罹患了麻疹。[7]

疾病也會透過我們的觀察與行為而擴散。一項二〇〇七年的研究顯示，透過人與人的互動，特定的行為與生活方式也會跟著傳播出去。[8][9]以肥胖為例，科學家在三十二年間評估了超過一萬兩千人，他們發現，如果你認定的某位朋友是肥胖者，那你有百分之五十七的機會成為胖子。如果對方也把你當朋友，那機會更高，你個人肥胖的風險會上升到百分之一百七十一。驚人的是，物理上的距離似乎不會影響這種連動關係，你的體重還是會跟著朋友上升。研究發現，就算彼此相隔遙遠，這種身心連結依舊會持續存在。這種現象被稱為社會傳染（social contagion）[10]，《牛津心理學辭典》的定義為「在群體裡，某些觀念、態度與行為模式透過模仿與從眾行為而散布出去」。[11]這種現象是源於人類習慣透過觀察與模仿他人行為來學習。[12]許多問題都可以看到社會傳染的影響力，包括吸菸、憂鬱症狀以及失眠。[13][14][15]

社會傳染是仍相當新穎的研究領域，但越來越多研究顯示，社會傳染對人類健康有深遠的影響。研究人員發現，在美國海外基地的軍事人員，若駐紮在較高肥胖率的國家，同行的家人也可能變得肥胖。[16]他們若住在基地外圍，或是在當地久住，家人肥胖的風險就會更高。此研究顯示，健康問題不需要接觸感染就可以傳布出去，也可以透過行為模仿，經由社會網絡散播。

孤獨這種病

雖然社會關係會加強傳播壞習慣與疾病，但在缺乏人際關係，健康會更糟糕。不難看出，人們被拒於社會網絡之外會產生許多問題，所以我們非常仰賴他人的陪伴以獲得快樂、健康以及生活上的協助。

美國監獄至今仍會把不聽話的犯人長期關在獨居房，當作一種懲罰。[17]受懲罰的犯人與眾多獄友隔離後，會出現憂鬱、妄想、幻覺等症狀，自殺的風險也會升高。但不用處於獨囚那種極端的隔離狀態，即使是一般的獨居生活，也會損害人的身心狀態，產生許多健康問題。從統計數字來看，孤獨造成的死亡風險，堪比飲酒與吸菸造成的危害，甚至比肥胖還傷害健康。[18][19]換言之，孤獨是一項公共衛生議題。

二〇一八年，英國首相特蕾莎・梅伊（Theresa May）判定這個問題非常嚴重，於是增設孤獨大臣，以協助國家處理廣泛的社會孤獨議題。[20]

早在英國設立專責單位來處理孤獨問題前，披頭四樂團就察覺到社會的孤獨本質，也間接看出它的危險之處，於是創作了〈艾蓮娜．瑞比〉（Eleanor Rigby）這首歌。[21]歌曲描述到，孤單的艾蓮娜在剛舉行過婚禮的空教堂撿拾地上的米粒，而教堂的看管人則是同樣孤單的麥肯錫神父，他的工作包括撰寫「沒人會聽的布道詞」。在這兩人的生活中，周邊的人都不關心他們的孤獨問題。最後，艾蓮娜過世了，而她的喪禮由麥肯錫神父來主持，沒有其他人參加。在歌曲尾聲，主唱保羅．麥卡尼想知道，這些孤單的人們都從哪裡來的。

要解答麥卡尼的疑問，就要先探究社會出了哪些問題，導致越多來越多人感到孤獨，並破壞社會網絡的結構，這些問題包括污名化、年老、失能以及經濟弱勢。美國的鴉片類藥物越來越氾濫，這個現象說明，污名標籤加深人與人的區隔，導致那些受苦的人失去人際連結，日子於是更難熬。

一般大眾都會把成癮這種慢性病當成犯罪。[22]不過，當我們把成癮患者推向社會邊緣，他們就更難向人尋求協助。污名化無處不在，許多族群的成員也同樣深陷孤獨問題，包括多元性別族群、移民，以及不見容於社會的任何人。[23]

我們特別要注意到，孤獨的人也會自我強化污名。[24]尤其是美國社會，非常強調個人要有能力克服逆境。因此人們很容易以為，承認孤獨就是暴露弱點，表明我們無法面對現代生活的挑戰。有趣的是，如果更多人願意談論孤獨，我們就會看到它在現實中有多普遍。這麼一來，大家就不會再把孤獨污名化，眾人的健康也能得到改善。

被孤立的族群，也是健康弱勢的族群

年老與失能也會造成孤獨，這些狀況使人更加孤立，無法參與正常的社群生活。[25]老年人的孤獨問題無所不在，研究統計，美國約有四千兩百六十萬老年人為慢性孤獨所苦[26]世界人口有一大部分即將邁入老年，若不注意此問題，情況就會變得更糟。像日本這些國家，老年人口增長的比例比美國快，數百萬名老人的健康深受孤獨所影響，亟需相關單位的關注。[27]而且，孤獨不僅是年老與失能的產物，還會反過來加重那些狀況。孤單的成年人行動力會嚴重衰退，不僅上半身無力，沒辦法搬重物，爬樓梯也會有困難。[28]孤獨的程度越高，就更有可能導致身體衰弱。[29]

經濟弱勢也是孤立的常見原因，人們被迫住在低收入的地區，不僅工作機會少，離學校也遠，更不要說參加社團或其他休閒活動。現今只有收入及財務狀況穩定的人，才有辦法享受那些資源。[30]在全球化的影響下，這種孤立問題更加嚴重。美國心臟地帶的工業區經濟衰退，許多社區被邊緣化。但同時，美國也有許多地區因全球化受惠。居住於這些經濟弱勢區域的人，很容易有成癮問題或憂鬱症狀，自殺率也不低。這些人的孤立感日益加深，最終可說是被絕望的感覺逼死。[31][32]

在城市裡，經濟弱勢連帶產生的孤立狀態，通常還會伴隨種族和居住隔離的問題。在一九三〇年代，聯邦出資的屋主貸款公司鼓勵銀行和保險公司以種族為標準，來批准或拒絕房屋貸款。這麼一來，黑人就只能居住於城市的某一端，而白人在另一端。[33][34]多年來，地方政府建設公共住宅、開闢大馬路，使得城市各區的居住環境更加不平等，黑人被隔離的狀況尤其嚴重。[35]

從古至今，美國這種居住隔離的現象從未消失，社會平等難以實現。黑人被安置在貧窮的社區，而白人卻居住在人人嚮往的好環境，既不吵雜、污染也較少，對健康更有幫助。政府規劃給有色人種住的區域都是次一等的。居住隔離的後遺症延續至今，住在經濟弱勢地區的黑人比例還是很高，就連富裕的黑人家庭也有許多仍住在貧困社區。[36]在美國，年收入十萬以上的黑人家庭，當中有百分三十七居住在貧困地區，相比之下，白人家庭只有百分之九是如此。[37]居住地、種族與經濟弱勢三個因素加起來，導致部分群族被隔離的狀態更嚴重；許多黑人被排除在外，無法獲得白人同胞所享有的完整權利。

打造公共空間，化解孤獨與憂鬱

在當前的社會文化與科技潮流下，人們很容易落入孤獨的困境，若再加上前述的各項因素，現代人的孤立狀態就更加複雜。不管從哪個角度想，今日我們很容易就覺得，不跟人面對面互動也可以活得好好的，過去的人很難想像有這種生活。數位裝置如此先進，無論何時何地，我們都能獲得大量的娛樂。

社群媒體正在重塑我們的溝通方式，它如同一劑強效的麻醉藥，讓我們逃避人生的挑戰。我們已經知道鴉片類藥物很危險，也看見令人痛心的教訓。社群媒體也一樣，它看似是安全的避風港，事實上是致命的陷阱。[38]在這些條件的影響下，人們會更孤立、更不健康，也難以察覺自己的困境是如何造成的。

〈艾蓮娜．瑞比〉這首歌令人感到悲傷，不是因為兩位主角各自的孤單處境，而是他們如此靠近，卻從未產生連結。令人遺憾的是，如同沙特《無處可逃》中的角色一樣，艾蓮娜和麥肯錫神父其實有能力發揮慈悲心、支持彼此，大大逆轉他們的處境。然而不知為了什麼，他們並未這麼做。這些故事是一個縮影，就像二十一世紀的人也很難建立起健康的社會網絡。科技在某方面讓人們有親密的連結，同時也把彼此分隔開來。正如艾蓮娜和麥肯錫神父，在一起孤獨。

我們也可以改變想法，其實眾人並非孤島。但我們得先處理環境的問題，避免社會網絡持續被破壞，持續損害全民健康。為了打造這樣的友善世界，我們必須投資公共空間，讓民眾有地方形成社群，以強化社會連繫，這些空間包括公立學校、社區中心還有安全注射機構（safe injection facilities，有成癮問題的人可前往諮詢，不用擔心被貼上污名標籤）。也就是說，諸如文化活動、宗教團體以及市民機構的包容度要廣。美國最高法院做出對判決支持同性婚姻後，社會境況與全民健康都大有改善，尤其改變許多人的孤獨處境。美國的同志獲取結婚的權利後，社會境況更穩定，也得到法律的保障，當然也對健康有益。

健康即他人

最後，我們必須大聲疾呼，廣大群眾的孤獨處境已經影響到全民健康，得設法去除這個最為常見的污名標籤。社會結構要改變，在人們孤單時給予支持；大眾也要改變觀念，更懂得包容老年人與失能者。各種相關措施，包括家庭訪視、輔導夥伴以及運動計畫，都能幫助老年人並整合社會。此外，必要時提供失能者住宿和健康服務，也非常有助於他們繼續參與社會活動。

終有一天，我們在談論健康議題時，焦點會圍繞在人們的生活，人與人都願意分享交流。社會網絡內的人際接觸會催生社會運動；而社會運動有助於打造更健康的世界。

舉例而言，在多元性別社群的推動下，愛滋病的防治與治療持續進步，拯救了無數人的生命，而他們原本都是被社會邊緣化的人。在愛滋病開始蔓延時，他們當中只有少數人願意在社會大眾前面提出倡議。但慢慢地，有志之士懂得團結在一起，尋找在美國及世界各地的盟友，克服污名化與疾病帶來的孤獨處境，在短短數十年內間，就為愛滋病的治療與防治帶來可觀進展。其他許多運動也是以社群為基礎，包括性別平等、環境正義以及公民權利等議題，都有豐碩的成果。

當人們為了公共利益而善用社群網絡時，才能改善整體的健康。無論是個人的健康，或是打造健康環境的能力，都取決於我們人生所發展的社會網絡形態。稍稍改寫沙特的話，就能簡單總結我的想法：「健康即他人」。[39]

第七章——用愛治癒仇恨的社會

二〇〇一年九月十一日，紐約發生可怕的恐怖攻擊事件，在那悲劇發生的好幾個禮拜內，紐約客之間流傳著一首詩，訴說著這座城市的痛楚。[1] 這首的題名為〈一九三九年九月一日〉，那是另一個惡名昭彰的日期，詩人奧登（W. H. Auden）用這首詩描寫德軍入侵波蘭的景況，這個侵略行動開啟了第二次世界大戰。[2][3] 奧登以詩句喚起世人對戰場的記憶，「死亡那難以言及的氣味，侵犯著九月的夜晚」。奧登毫不客氣地指出，人類具有憎恨與毀滅彼此的能力。在世界大戰爆發的邊緣，這首詩預測未來幾年的發展，最後總結到，面對此危機，人們「若不相愛，必將落入死亡的境地」。

憎恨與仇視在這世上從未停過

奧登非常了解憎恨的力量，也知道愛是不可或缺的救贖。這兩個情感的元素都出現在他的詩作中：人類透過政治壓迫與體制來宣洩恨意，在伴侶親密關係中表達愛意。[456]不意外的是，世界處於邊緣之際，詩人再次轉向愛，唯有它能阻止人類的毀滅。九一一事件後，恨的力量看似再次占上風，人們也再次想到奧登對愛的詮釋。

但這跟當前的討論有什麼關係呢？我們很少認為社會的愛與恨會影響到健康，但其實這兩個元素非常重要。無論是在二戰初期，或是九一一事件後的諸多紛擾，我們都很清楚看到憎恨如何威脅到全民健康，畢竟戰爭一開打，軍事暴力馬上就會襲擊人民。與此同時，我們可以用愛培養生存所需的韌性，以承受戰爭的磨難。

不只是在社會有重大危機的時刻，在每一個平常的日子，愛與恨都在影響我們的福祉。恨意造成人們的創傷和社會分裂，破壞了個人與全體的健康。愛卻能化解恨意，促使人與人之間彼此接納，有助於社群和諧，並帶來全體的健康。我們在歷史上看到，愛與恨都能動員群眾去追求遠大的目標，並對社會造成長久而深遠的正面或負面影響。

在二戰時，種族的仇恨讓德國犯下大屠殺的罪行，造成數百萬人死亡。在南非，許多人民死於種族隔離政策，在真相與和解委員會的幫助下，受害者家屬以大愛的精神來尋求正義。[7]透過家屬的證詞，南非當局才能面對過往不公不義的作為，並在政權轉移的過程中，沒有伴隨可怕的暴力事件發生。

愛與恨的力量總是不斷對抗，流行文化中有許多戲劇都在呈現這種衝突。在電影《星際大戰》中，主角們使用的「原力」有光明與黑暗兩種；在小說《哈利波特》中，主角與佛地魔也在進行善與惡的對抗。在這些大眾文化中，愛與恨壁壘分明，但人類有許多行動是良善的，也有許多罪惡的行為。假若人們對仇恨過於狂熱，就會打造出一個充滿憤怒、偏見以及暴力的社會，最後破壞整體的健康。若人們可以擁抱愛，凝聚向心力與慈悲心，彼此尊重，就可以創造更健康的社會。

從個人的角度來看，我們每天與他人互動時，都要選擇是出於慈愛或仇恨。從全體的角度看，政治領域的事務也有善惡之別。這種尖銳的對立，在二〇一七年八月的政治事件充分展現出來。當時，一群白人至上主義者在維吉尼亞的夏洛茨維爾（Charlottesville）舉行示威遊行，因為地方政府打算移除南北戰爭時期李將軍的銅像。[8]抗議群眾認為，李將軍英勇捍衛蓄奴的「權利」、力圖保存種族制度，種種作為都令人尊敬。這些白人至上主義者的想法充滿偏見與仇恨，他們在夏洛茨維爾聚集後，激起另一群民眾的憤慨，準備集結對抗。[9]兩邊群眾狹路相逢，最後演變為暴力衝突，甚至有一位白人至上主義者開車衝入敵對陣營，撞死了年輕女子海耶（Heather Heyer）。[10]

這起抗議事件會演變到不可收拾，都是被白人至上主義者的仇恨訊息所煽動。而川普總統模稜兩可的說法，更加重這場悲劇給社會帶來的傷害。川普在評論這起暴力衝突時，不但沒有明確譴責白人至上主義者，反而宣稱，當天「各方群眾」都懷有偏見並暴力相向。[11]這起事件顯示，仇恨並非憑空出現，而是起於我們的政治氣氛。許多交互影響的因素導致社會上仇恨蔓延，進而破壞整體的健康。

仇恨殘害身心健康

仇恨如何破壞整體健康？夏洛茨維爾的事件反映出三種途徑：（一）以暴力威脅，導致人們身心受創；（二）用充滿偏見和仇恨的言語破壞社會和諧；（三）一步一步把仇恨植入到政策中，最終形成不公不義的法律與制度。透過這些方式，仇恨成為人類生態系統的主要元素，它就像魚缸的水一樣，不斷影響我們的健康。

在我的研究生涯中，我投入大部分心力在研究上述第一種途徑，以理解創傷事件對健康的影響。我發現，仇恨帶來許多深遠的社會問題，而創傷絕大部分都是由仇恨造成的。遭遇可怕的事件，包括意外事故、被強暴或天然災害，人就會產生創傷這種情緒反應，並對健康造成深遠而長久的影響。[12]

每年都有成千上萬的美國人遇到創傷事件，夏洛茨維爾事件的受害者也是其中之一。每年超過十九萬九千人死於傷害與暴力事件，在這些受害者中，又有百分之九十在人生某個時刻曾經歷創傷。[13]每一分鐘，就有二十人變成親密伴侶施暴的受害者；百分之五十的女性一輩子至少碰到一次性暴力，男性則是百分二十。[13]美國人太容易取得槍枝，也忍不住要用它來宣洩仇恨，最終造成社會創傷。我們也看到，大規模的槍擊案層出不窮，不斷威脅社會的安定。

創傷帶來的健康問題包括憂鬱與創傷後壓力症，受害者也更容易有毒癮、酒癮等問題。這些症狀都會在創傷事件後發生，並造成長年的健康問題。[14]舉例而言，童年遭受創傷的人，往後的人生就有可能有酒癮問題。[15]

仇恨所激發的言語也會影響健康。俗話說：「棍棒與石頭能打斷我的骨頭，但言語永遠無法傷害我。」這種論調也許有安慰作用，但在根本上是錯誤的。事實上，言語會造成心理創傷。老年人所感受到的歧視，可能導致更高的死亡風險，也就是說，偏見給人帶來的傷害，會在心中不斷累積，持續破壞健康。[16]

在仇恨言論煽動下，我們會把某些族群不當人看，導致他們受到社會排擠以及暴力相向，健康大受損害。在夏洛茨維爾的暴力事件中，我們就明顯看到，白人至上主義者所使用的修辭與抽象符號具有鮮明的法西斯色彩，還會大呼「猶太人絕不能取代我們」。[17][18][19]這些人毫不掩飾自己排除異己的意圖，這種高調的態度，也成為近年來公共對話的主要特色。人們更放縱地表達仇恨，而川普在政治上的崛起，正代表這種社會風氣的轉變。

踏入政治後，川普證明自己是推動奧弗頓之窗的高手。在他的操弄下，偏見與仇恨變成公共論述的基本元素，社會大眾居然也都普遍接受。在總統競選活動中，川普總是語出驚人，還刻意攻擊墨西哥移民與穆斯林族群，也毫不避嫌地接受白人民族主義者的支持。在他的總統任期中，他不斷說出含有種族歧視意味的仇恨言論，還煽動民眾一起唱和。[20][21][22]這位美國職等最高的公務員，也可說是全世界最有影響力的人，卻以仇恨的言論加重社會的分裂與暴戾之氣。許多人因此振振有詞，為出於偏見的行為辯護，造成全體的健康環境劇烈惡化。

仇恨破壞整體健康的第三條途徑，則是透過政治。政客把仇恨放入法律體系中，因而對社會造成深遠的影響。這種政治手段充斥在美國歷史中。當初，開國先烈堅信「人人生而平等」，並明文記載於政治文件中。雖然如此，當時的社會體制卻允許蓄奴。白人強迫美國黑人協助建設國家，但後者無法享有同樣的平等權，也不被當成公民。[23] 況且，要不是社會體制允許，李將軍也無法起兵捍衛奴隸制，[24] 後世的仰慕者也無法以李將軍的名義在夏洛茨維爾發起遊行。美國黑人的社會地位一直受政治影響，除了吉姆．克勞法這類的種族隔離措施，政黨還會透過壓制選民（voter suppression）的手法，讓黑人不能投票；他們的經濟地位也一直處於弱勢。

以上種種不公正的社會待遇，源頭都要歸咎於奴隸制以及整個社會的無能。[25] 我們無法根治種族歧視問題，於是在過去的政治轉捩點上，讓仇恨變成法律。某些族群的福祉因此受到影響，權益也不斷受到傷害。從種族問題造成的後續影響可看出，仇恨滲入到前幾章提過的健康關鍵因素，包括過往經歷、居住地、權力乃至於經濟結構。

精神之愛讓世界更美好

即使仇恨的力量這麼強大，我們也能找到辦法克服。從歷史許多時刻看到，當人們團結一致，就能抵擋仇恨的入侵。夏洛茨維爾事件發生後，相隔約一週，就有其他州的白人至上主義者打算聲援，準備要在波士頓發動類似的示威。雖然遊行成功舉辦了，但人數只有一百人，聲量遠遠不及對手陣營約四萬名的反抗者。其他人之所集結，就是為了在仇恨面前彰顯寬容與尊重精神的重要性。[26]

川普那些反移民的論調，每次都會激起反抗的聲浪，越來越多人歡迎外來的新住民。川普的舉止催生了一波支持移民的社會運動。值得一提的是，當他簽署行政命令、禁止以穆斯林國家為主的移民前來時，全美各地機場都有抗議事件。在美國南部邊境，川普強行安置非法移民的孩子，導致許多家庭骨肉分離，全美各地都有群眾發起抗議。[27]

從民眾這些反應我們可看到，愛會觸發社會運動，以創造更健康、更正義的社會。從非裔美國人爭取民權，到多元性別族群爭取婚姻平權，長久以來，社會運動要有成效，我們就要擁抱愛、以愛為核心原則來打造更美好的世界。

在社會運動的脈絡中，愛不只限於愛情、親情那樣的個人事務，而是不能容許世界上有任何人遭受不正義、疾病等痛苦折磨。我們稱這種感情為「精神之愛」（agape），那是人類對彼此無條件的愛，而無關於任何回報。[28]這種愛會觸發我們的行動，去做些好事以改善全人類的境況。

民運領袖金恩博士將精神之愛定義為：「試圖理解每個人，對他們懷抱善意並伸出援手，也就是展現慈愛，試圖理解與救贖全人類……『發出對鄰人的關懷』，將每位相遇的人看做是自己人。」[29]金恩博士自幼成長於傳統基督教環境中，他這番話令人想起聖經上「愛鄰如己」的教誨。[30]要培養精神之愛，你不需要是特定的宗教信徒或有特殊信念，只要是為了他人行動，試圖使世界變得更好，就是在實踐這種情感。

用愛的行動停止仇恨

全民的健康問題，與長年的仇恨與社會排除密切相關，這些負面因素導致我們的社會結構更加不健康。我們的選擇不多，除了抵擋仇恨蔓延，還要深信，愛能創造更美好的社會。既然選擇仇恨沒什麼好處，那它就發揮不了吸引力了。

想想看，以居住隔離這種充滿仇恨的措施來說，它不斷傷害社會大眾，每年約有十七萬六千位國民的死亡跟居住隔離有關。[31]在仇恨操作下，被邊緣化群體以及少數族群的資源就被這樣奪走，如果掌權者及政治環境不佳，他們的處境就會不斷惡化。夏洛茨維爾事件迫使我們看清仇恨的醜陋面，也再次證明，它是多麼容易造成傷亡。

不過，這些在光天化日下於人群中發生的事件，還不是仇恨所造成的最深層傷害，所以我們很難看出它的破壞力。

在美國，仇恨情緒深藏於社會中，也滲入在體制的各個角落，包括社會、經濟等環境條件，影響並破壞數百萬美國人的生活。所以我們要逆轉仇恨，而不只是反抗它。若要打造更美好的社會，不僅是解決當前的問題。中世紀神學家聖奧古斯丁寫道：

> 當你忍住不打僕人時，不要以為你愛他；你沒有管教兒子時，不要以為你愛他；你沒有跟鄰居講道理時，不要以為你愛他。這些都不是愛的表現，而是軟弱。

愛應該是勇敢、熱情地提出糾正。32

因此，為了展現愛，我們應該熱情地提出糾正，以解決健康問題背後不公正的社會條件，用行動來證明信念。我們要用愛打破既有的社會結構，不讓仇恨繼續蔓延。接著我們要打造新社會，讓每個人都能取得應有的資源，以促進全民健康。所以我們應該找出破壞健康的社會與經濟問題，勇於指出當中的缺點，就算不受大眾歡迎，或是引發強大利益團體的反對，也在所不惜。也就是說，為了實現社會的全體利益，有些人就得犧牲自己的利益。

在世界快速崩解、即將大難臨頭的時刻，詩人奧登大聲疾呼，要用愛對抗仇恨與自我毀滅的力量。在二戰結束七十多年後，有些人可能會認為，那種巨大的世界危機已成為歷史，未來不可能再發生。然而，社會中還是有許多問題會破壞全體健康，從毒品氾濫、種族隔離、歧視移民到槍枝暴力。這些危機全部加起來所造成的傷亡，不亞於歷史上死傷最嚴重的武裝衝突，而且背後時常受到仇恨所煽動。

面對這些潛伏的挑戰，奧登那一番話仍然真實可靠。人類也許要不斷掙扎，在愛與恨之間做出選擇。我們也許無法消除人性中的仇恨，但如果人類這物種一直存續下去，那它就會不斷造成分裂與傷害。

倘若如此，那麼為了維繫全體的健康，我們更必須繼續掌握愛的力量，以及詩人的智慧。奧登還有另一番發人深省的話，想必金恩博士與聖奧古斯丁都會同意：

「你應該愛你狡詐的鄰人，哪怕你也時常不安好心眼。」[33]

第八章——以慈悲心展開行動

在偉大王國的首都，有一對好朋友。一位是貧窮的鐵匠，與妻小同住在貧民窟的公寓，另一位則是富裕的男人，擔任女王的參議。富人非常同情他的朋友，會盡己所能幫助他。他借錢給鐵匠，不要求還款。當鐵匠談到住在貧民窟的困境時，他也會耐心聆聽。貧民窟的困境一年比一年嚴重。更糟的是，謠傳有某種疾病，正在過度壅擠的住宅區內傳播。

參議是個大忙人，精力都投注於王室的事務，也沒想過要說服女王去解決貧民窟問題。他跟鐵匠只相隔幾個城區，而首都只是廣大王國的一小部分。雖然居民面臨迫切的生活問題，但從全國的規模來看並不嚴重，也並不影響國家未來的發展，因為整體的生活水準正在大幅改善中。

參議有時會自我反省。他很清楚，自己過得那麼舒適、幸福，所以對於鐵匠的生活問題，很難設身處地去感受到那種急迫性。他跟王室其他成員一樣，可以找到最好的醫生和藥物。這些優勢很容易使人以為健康隨手可得，並且認為，只要國家持續發展下去，貧民窟的問題自然就可以解決。參議如此志得意滿，所以每當他覺得有罪惡感時，就會給鐵匠朋友更多錢，甚至堅持要為他的孩子們支付教育費用。

某天這對朋友又碰面了，但鐵匠顯然已經病入膏肓。貧民窟爆發流行病，就連鐵匠的兒子也出現病症。參議嚇壞了。他把自己身上所有的錢都給了鐵匠，並承諾會回來幫忙。他急忙去找女王，女王同意讓她的私人醫生去看診。到了貧民窟後，醫生束手無策，鐵匠於是病死了。參議只能回到王宮。

幾天後，女王開始咳嗽。她的病情逐漸惡化，顯然女王也得到跟貧民窟一樣的傳染病，但病因不明。不久女王就過世了，全國上下都在煩惱繼承者的問題。這時參議卻沒有勇氣去思考，到底是誰把瘟疫帶進王宮。

這個故事足以說明，當你以為健康問題只會發生在別人身上，或認為健康威脅離自己的生活環境很遠，事實上可能已經大難臨頭卻還不知。就算參議對貧民窟的情況瞭若指掌，但他仍相信，只要有金錢、權力與醫藥便能抵擋疾病。他把健康視為商品，不僅可以買給自己，還可以送給關心的人。正因如此，他就聯想不到，朋友的疾病其實與廣大的貧民窟問題有關，而其實自己有權力能影響與改善那裡的問題。他沒有設法解決情況，反而只做慈善捐贈，在個人能力範圍盡量給予協助，以為這樣就可以有效改善問題。

此外，這個故事也呈現了「開明的自利」（enlightened self-interest）這個哲學概念，也就是假設幫助他人最終是幫忙自己。當初若出面解決貧民窟問題，參議就可以救回女王一條命。他沒有體認到，因為他袖手旁觀，才導致整個王國陷入危機，故事以悲劇收場。

這故事所呈現道德教誨或許太過古板，但當中有更多意涵。的確，參議當初若解決貧民窟問題，就能拯救女王。但女王也不一定會染病，就算貧民窟的病況大爆發，也不一定會影響到王宮的安危。但難道因為如此，參議就有正當理由可以不採取行動嗎？並非如此，他得行動，是因為那是正確的事，以及受慈悲心所驅使。

慈悲心vs.同理心

根據字典定義，慈悲心（compassion）是「能意識到並同理他人的痛苦，也有意願想減輕他人的痛苦」。[1]慈悲心能作為橋樑，讓自己體會到他人經歷的苦難。慈悲心提醒我們，若集體的社會結構沒有改善，個人的苦難也不會緩解。再以金恩博士的話來說：「要發揮真正的慈悲心，不只是把丟銅板給乞丐，而是得看出體制的問題，並設法改改正，讓乞丐不需再上街乞討。」[2]

黑人母親比白人母親在生產時，死亡率高出三到四倍，因素可能包括種族歧視與社經地位低落。若我們有慈悲心，就會對這可恥的事實感到痛心，而不只是哀悼死於生產過程的黑人女性。[3]慈悲心促使我們改善社會問題，縱使它們不一定與我們直接相關。當我們投入改善社會的健康環境時，慈悲心能喚起我們的良知與價值觀，一同對抗社會的不公不義，進而解決它們造成的健康問題。在《論道德的基礎》一書中，十八世紀德國哲學家叔本華認為：「道德本身源於日常的慈悲心……讓我們能直接體會到他人的苦難，並致力於解除或預防這些困境發生。我們這麼做都是單純出於慈悲心，而非別有用心有其他考量。」[4]發揮慈悲心，不是為了找出傷害自己的人事物，而是為他人找出痛苦的根源，並決定該做哪些因應措施。叔本華接著說：「由此來看，只有出自慈悲心的行為才具備道德價值。」4

這番話立場非常堅定，甚至讓人不大自在，畢竟行為動機很多，不一定那麼堅決。比如我們可以發揮同理心（empathy），為他人「設身處地」著想，試著「感受」對方的苦難，並督促自己伸出援手。然而叔本華指出，唯有慈悲心才可以驅動具備道德價值的行動。這說明了它與同理心的差別。

同理心讓我們對他人的經歷保持開放態度。它促使我們思考，如果身陷種種困境，諸如無家可歸、飢餓、重病纏身，或是因經濟狀況或膚色而被邊緣化，自己會多麼無助。在同理心的催促下，參議給鐵匠金錢，女王派出私人醫生幫助受苦之人。同理心會在我們耳邊低語：「這些事也可能發生在你身上。」在同理心的提醒下，我們發揮善心幫助受苦之人，若我們陷入困境時，也希望對方能湧泉以報。這種互惠關係，也就是傳統的道德金律：「無論何事，你們願意人怎樣待你們，你們也要怎樣待人。」

因此，「善待他人，對方才會以同樣的態度回應」，這是出於同理心。但慈悲心的要求更嚴格，「善待他人，因為這是對方所應得的待遇」。慈悲心不是用來建立互惠關係，而是出於關懷對方而行善。出於慈悲心，我們展望並渴望更好的世界，並且把推動全體福祉當成自己的責任。我們的視野不再侷限於個人，而是會設法找出社會、經濟等環境條件的問題，以解決人民的苦難。在我們找到問題的癥結點前，慈悲心會不斷督促我們，要努力實現更健康的世界，否則它就只是一個幻想而已。它彷彿是一塊基石，幫助我們踏上尋找健康世界之路。

面對災難，超前部署

同理心其實是慈悲心的次級替代品。如果我們以為有同理心就夠了，便容易誤認為，只要出手幫助他人，就足以打造更健康的世界。但事實上，造成疾病的社會結構仍然完好如初。如同參議沒有致力於改善貧民窟的經濟與弱勢問題，反而給予朋友金錢和憐憫，以彌補罪惡感。這個故事說明，如果同理心沒有發展成慈悲心，我們就不會轉移焦點，去設法改善環境問題。只要解決貧窮問題，投注更多資源改善居民健康，就能化解鐵匠的困境，貧民窟跟女王都能免於疾病的侵襲。的確，參議的慈善行為的確是發自內心的善意，但它無法解決世界的燃眉之急。

長久以來，美國人不斷強調同理心，但很少有行動是出於慈悲心，所以才無法徹底改善健康問題，這在天災之後尤其明顯。

二〇一七年夏天，一連串的颶風肆虐美洲各地，美國人一如往常地發揮同理心，快速動員人力，投注時間和金錢到災區，在殘破的家園中救濟難民。[5] 然而，社會復原的關鍵，不在於災後重建多有效率，而是在災害發生前幾年，地方有足夠的條件能面對挑戰。瑪莉亞颶風襲擊波多黎各後，我們看到，經濟弱勢與貧乏的基礎建設加重颶風所造成的損害。[6] 在這些困境下，波多黎各的災後重建非常緩慢；在風災過後許久，外界仍得不斷投入經費進行人道救援。

如果我們懷有慈悲心，就應該在大規模災難未發生時超前部署，把經費用於培養社會的復原力。只要有這種「防患未然的慈悲心」，就能做足準備，以因應天災後最艱困難熬的階段。之所以要超前部署，並非出於個人個考量，害怕自己也會在天災來臨時受苦受難。而是因為，我們不該讓數百萬人暴露於風險中，去面那對原本可預防、可避免的災禍。

在槍枝暴力議題上，光有同理心也解決不了問題，尤其今日大規模槍擊案頻傳，幾乎變成美式生活的特色。[7] 槍擊案爆發後，政治人物總是會出面展現同理心，對受害者及家屬表達「遺憾與關懷」。在悲劇之後，如此的表達方式非常得體，但政治人物卻只把力氣用在上面，而不去檢討槍枝暴力的結構性成因，包括大眾缺乏相關的法律常識。此外，政府沒有全面對持槍者進行身家調查，也不禁止步槍的使用。對受害者展現同理心，彷彿只是行之有年的公關程序，而且這麼一來，國會就不會採取積極作為，修法解決槍枝暴力的問題。

根除環境惡化的成因

人與人之間的相互依存，是形塑健康環境的條件之一。只要懷抱慈悲心，就會發現，原來自己能活得健康，有一大部分要歸結到運氣，包括出生環境以及雙親的社經地位。舉例而言，女王的權力與責任是與生俱來的，參議也可能是家境優渥。但鐵匠的小孩沒犯任何錯，卻因自己不幸的出身，導致人生所能選擇的路非常狹隘。在慈悲心驅使下，我們願意伸出援手。這不是為了實現高尚的利他精神，而是因為我們了解，自己若是陷入同樣的困境，健康也會嚴重受影響。俗話說得好：「承天之祜，倖免於難。」

實際上，沒有普遍的慈悲心，就不會有整體的健康。健康環境有賴於全民共享的公共設施，並透過稅收去維護。事實上，納稅人也許從未使用過它們，卻繳錢給政府，這就是慈悲心的表現。我們把經費放在公共設施，打造更好的社區、有品質的教育環境，以及推出政策來幫助經濟弱勢的民眾，都是在創造有利的條件，讓社會各個階層都能活得健康。如果沒有慈悲心，人們就很容易被自利心所影響，不想再花錢去打造公共設施來促進全民健康。自從一九八〇年代起，這種自利的風氣逐漸擴散，政府當局開始減少社福預算，不再打造各種社會安全網與公共設施，人民的福祉便越來越沒保障。[8]這段期間，不管是哪種健康指標，美國都落後於其他西方大國，但健康支出卻比其他國家都還要多。

為何如此？因為我們在公共政策中不再強調慈悲心的重要性。這麼一來，環境的保護力更弱，人們更難取得醫療補助。此外，政府也不提高最低薪資，人民因此無法應付正常生活，還放任財團發展、變相鼓勵經濟剝削。社會風氣顯示出，我們不在意他人的死活，反正貧民窟的人可以照顧自己。無論醫學有什麼創新發展，或是個人做出多少慈善奉獻，都無法彌補社會封閉所造成的傷害。

為了重建失去的社會根基，除了喚起集體的責任感，幾乎別無他法。當年，美國人正是在集體責任感的驅使下，投資大筆經費在促進健康的公共設施。我們必須在政府或國會發揮關鍵少數的力量，把慈悲心制度化。在幫助他人的時候，無須考慮是否對自己有益，因為這是正確的事，整個國家的未來也有賴於這種精神。

慈悲心是最具有人性的情懷。它提醒我們，形塑健康環境的各種條件都很容易受到破壞。在慈悲心的敦促下，我們得重新設定自己的道德方案，以決定社會上誰應該得到幫助，以及應該提供哪些協助。

美國人多半認為，社會上較為脆弱的族群本身就有問題，這些人老是做錯誤的決定、又不培養道德感，健康狀況才會不好。舉例來說，在討論聯邦資助的福利計畫時，有些人就表示「不值得花錢救助窮人」，或認為某些族群正因為生活型態有問題，才會有某些常見疾病。慈悲心有助於增進自己的道德判斷力，體認到病痛與個人道德毫無關聯。其實，與道德息息相關的問題反而是，我們應該允許環境惡化下去，讓特定族群更容易生病嗎？

因此，想要幫助弱勢族群，光是表達同理心或是做出個別的善舉還不夠，而是要根除環境惡化的真正原因，我們所有人也能因此受惠。

第九章——知識就是解方

過去幾千年以來，在不同的人類文明中，體液論（humorism）都曾經作為健康指引。[1]根據這個起源於古希臘文明的理論，健康與疾病是由四種「體液」所決定的：血液、黃膽液、黑膽液、痰液，它們分別與火、水、土、氣等四種元素有關。根據體液論，健康之道在於保持體液的平衡。當時人們認為，某一種體液過多，身心就會紊亂。例如，當時的人認為，發燒是血液過多的結果。[2]治療這種「體液過剩」的方法，就是抽取身體裡的體液，直到恢復平衡。當時在這種觀念影響下，放血成為普遍的療法，從古埃及文明到十九世紀，廣大民眾一直採用。[3]

我們現在知道，放血是非常危險的治療方式，也知道體液論根本就是無稽之談。但我們不是要指責以前相信體液論和相關療法的醫生，都是愚蠢或邪惡之人。而是要說明，這種醫療行為是因為知識的侷限而造成的。

真理＋信念＋證成＝知識

與健康有關的知識，取決於我們提出的問題，以及從古至今進行過的科學實驗。而這些問題所涵蓋的範圍，則端視我們的知識背景。如果我們相信體液是影響健康的關鍵，就會以此為基礎去拓展知識架構，好能更全面地理解體液論（值得一提的是，正是這種探問方法，我們才會發現到體液論的錯誤）。如果我們認為醫生和藥物是影響個人健康的唯二因素，按照這個道理，我們只有生病時才會找尋治癒方法，甚至一開始就不會去思考，自己能做些什麼來保持健康。但事實顯然不是如此。因此有必要想想，當我們說自己「知道」某件事的時候，究竟對它掌握多少，是否應該嘗試了解自己所不知道的事情。

「知識論」（epistemology）是研究知識的學問，據此，知識是下列三個部分的總和：真理（truth）、信念（belief）和證成（justification）。[4][5]「真理」的意思是：真正的知識，其內容必須合乎事實。「信念」則是主觀的真理，所以不一定有經過證明或檢驗。[6]然而，當我們「知道」某件事時，必然也會「相信」它。[7]

知識的第三個標準是「證成」。這個概念比較不好理解。柏拉圖在《對話錄》

中的〈泰阿泰德篇〉提到，知識是「被證成的真信念」。[8]也就是說，「相信」某事不代表我們「知道」它。要得到知識，還必須找出證據來支持我們的信念。證據在系統性分析後才能成立，在健康與科學領域中，這種分析便是科學方法。[9]在此標準下，我們嚴格檢驗科學上的假說，在實驗中不斷重新檢查新發現。最後只有兩種結果：證成信念，或是發現它缺乏真實的知識基礎。無論如何，若要擬定健康政策和推動相關實務，科學方法都是不可或缺的。

這條通往知識的路，大多都不是沿著直線前進。相反地，我們得持續探索、修正許多細節，過程中不斷爭論、延宕甚至從頭開始，才會有所成果。從體液論的歷史就可看出，在長時間不斷嘗試錯誤後，知識才能成立。我們站在前人的肩膀上，會更容易獲得知識。通往知識的道路有時很曲折，但知識本身值得投入這麼多心力，畢竟它能幫助我們實現更客觀的社會，並減少個人主觀信念的影響。

科學發展的三種軌跡

在現實世界中，科學方法的發展包含幾種不同的軌跡。社會學家秀瑞（Uri

Shwed）和比爾曼（Peter Bearman）指出，在通往知識的道路上，無論是「被證成為真」的信念，或是模稜兩可的信念，都可能往三種軌跡發展。[10]

首先，根據秀瑞和比爾曼的說法，「從更高的層次回答和重新審視重要問題」，我們稱之為「螺旋軌跡」（spiral trajectory）。這是追求知識的基本面向，畢竟一個問題會引發更多問題。對某件事了解得越多，就越會發現還有更多需要學習的事情。我們先逐步檢視並解答基本問題，過程中會出現許多細微問題，到下一階段再嘗試解決，這就是螺旋軌跡。舉例來說，我們都知道收入與健康密切相關，也知道食物、教育、醫療照護以及金錢所提供的機會，都會影響到這層關係。所以在解答基本問題，研究人員就可以開始分析這些因素造成的細微差異。譬如說，美國人彼此的收入差距不斷擴大，健康差距也不斷擴大，這兩者有什麼關係？貧窮會以哪種方式危害健康？[11]

其次，當我們一再審視沒有定論的問題時，就是以「週期性軌跡」（cyclical trajectory）進行。在這種情況下，研究人員對一個可能的結論沒有共識，也找不出立即的解決方案。舉例來說，當代科學家現在還在爭論鹽對人類健康的影響。毫無疑問，過多的鹽對高血壓及心臟疾病患者的健康有不良影響。但我們並不清楚，減少全體人口（包括大多數健康的人）的鹽攝取量，是否有助於改善人們的健康情況。

幾十年來，醫界一直都在激烈爭論這個問題。在二〇一六年，有兩百六十九篇論文分析了鹽的作用（在此先坦承，我就是其中一篇的作者）。當中有百分之五十四的論文作者認為，減少人們的鹽攝取量對健康有益，但百分之三十三的學者卻反駁了這個假設，另外百分之十三的研究者則沒有定論。[12]進一步分析這些論文，無論立場是支持或反對「鹽有益健康」，大多數作者所引用的文獻，都是跟自己研究結論相似的。這就是典型的「週期性軌跡」，科學家們已經「選邊站」，而沒有嘗試從別的角度來思考。至今我們仍然不確定鹽對整體人類的健康有何影響，爭論會持續下去。

最後則是「水平軌跡」（flat trajectory），也就是在科學探索過程中，沒有產生任何爭論。社會上大多數的核心科學知識，都是沿著這個軌跡誕生的。例如，科學家都一致接受白努利原理。根據這個原理，液體和氣體在快速移動時，所產生的壓力比緩慢移動小，這也是飛機的飛行原理。[13]科學家普遍接受它，不曾爭論過飛機是否能夠飛上天，社會大眾也不曾討論過飛行是否安全。

當科學知識成為政治議題

法國社會學家兼哲學家拉圖爾（Bruno Latour）曾提出，當人們達成科學共識時，也就是夠確定「知道」某事為真時，就可以把其結論視為一個「黑盒子」。[14] 我們從模控學（Cybernetics）中借用這個名詞，意思是，當機器系統很複雜時，可以用黑盒子來簡化程序，之後我們就只要知道黑盒子的輸入和輸出訊號是什麼。

拉圖爾指出，電腦的運作方式就是典型的黑盒子。大多數使用者並不熟悉電腦設備的完整工作原理，真正需要知道的只有輸入和輸出方式。只要知道如何打開電腦、輸入和提取資料，就能成功地使用它。同樣地，嚴謹的科學結論也具有類似黑盒子的功能。科學結論的實際效用在於，可以當作今後研究的基礎，也能以此發展實務來改善我們的社會和健康。

拉圖爾的觀點或許過於樂觀和進步，因為近年來，公眾並非用這種角度看待科學。在當今我們所生活的年代，科學知識經常被當權者貶低、蔑視以及政治化。以氣候變遷為例。相關的科學知識非常明確：地球正在暖化，速度也不斷在加快，而人類活動是造成暖化的原因。這個威脅迫在眉睫，而且有擴大的趨勢。

雖然氣候變遷在未來會對我們的生存構成威脅，但美國各黨派卻把它當成政治問題。絕大多數共和黨人否認氣候變遷的存在，或扭曲相關的科學解釋，甚至暗示此危機在科學上還有爭議（事實上根本沒有）。另一方面，民主黨以及世界上絕大多數政府和領導人都承認，氣候變遷非常嚴重，一定得尋求解決之道，雖然當中有些人的態度比較消極。在氣候變遷的議題上，意見分歧的原因有很多。比如石油和天然氣產業對政治的影響力，還有大眾的立場越來越趨向兩極化。但不管造成分歧的原因是什麼，氣候變遷議題充分顯示出，科學事實很難跨入日常生活中。無論現有的知識多麼可靠，我們投入多少心力改善環境，政治立場和意識形態都能有效「否決」我們所做的努力。

但是，無論有多少種不同的知識應用方式，無論政治如何壓抑或推動知識上的應用。我們都得先想想，為什麼這些科學議題很重要？為什麼在獲得知識的過程中，得先探討這些脈絡？因為到頭來，我們就是想知道促成健康的因素是什麼。所以，如果我們對健康的成因掌握不夠，追求知識時就可能往錯誤的方向前進。

例如，人們都知道健康和疾病的關係，也清楚藥物治療疾病的效果，但還不太熟知，廣泛的環境因素對個人健康有多大的影響力（儘管已經比以前的人知道的更多）。大家都同意，疾病會威脅健康，所以社會致力於開發藥物和疫苗，以保護個人免於流行病的侵襲。但我們沒有投入同樣的資源，來改善受到生活環境所影響的健康狀況。國人在討論這個議題時，也沒有把知識轉化為有意義的行動。[15][16]為了實現真正的健康，我們必須了解促成的條件有哪些，並且保持思緒清晰，參照研究數據去制定相關措施，以改善這些條件。生病時我們會努力服用抗生素，如果用同樣的精力來解決環境問題，那麼社會的未來發展將會無可限量。

科學能對抗菸草商，也能改善健康問題

就這方面來看，我們有理由感到樂觀。雖然知識的成立不代表可以被有效地應用，但從歷史來看，就算有心人會操弄或掩蓋事實，然而事實經得起考驗，不會被抹滅。日子久了，事實總會成為關鍵因素，美國吸菸率的急劇下降就是明證。[17]

菸草商強大的行銷能力以及無孔不入的文化滲透力，讓吸菸成為美國人的日常行為。菸草商多年來不斷宣傳，成功吸引到許多人抽菸，但不誠實的行銷手法，無法改變吸菸致死的事實。人們開始注意到真相之後，兜售假訊息的產業或政治團

體，就無以為繼了。[18]廣大社會發現吸菸確實會奪走人命，吸菸人口就會減少。

在一九六四年，美國衛生部所屬的吸菸與健康諮詢委員會發表報告，讓大眾清楚意識到這個危機。這份報告是一座里程碑，健康專家以清晰的描述方式和具體數據，指出吸菸的危害，並還原了被菸草商扭曲的事實。這份報告為接下來幾十年的反菸運動奠定了基礎。有志之士開始反擊菸草商，並成功吸引了公眾的目光。由此可知，事實也能成為最引人注目的宣傳內容，只要我們能生動地展現數據，它就會成為最真誠的故事。

對抗菸害所使用的方法，同樣可以用來推動改善其他的健康問題。所以我們需要最新最精準的數據，才能在宣導過程中有充足的知識基礎。然而美國在這方面的投資很少，現在的我們非常欠缺數據。美國疾病與管制中心在二〇一六年的報告中，分析了影響健康的非醫療因素，但當中最有效的數據卻已經是十年前的資料。所以該份報告並無法即時反映出，那些因素是如何影響我們的健康。[19][20]換句話說，我們對於這些因素的理解還處於「螺旋軌跡」中。

前面已經提到，雖然我們知道健康和許多社會條件有某種關係，包括居住地、金錢、權力、政治、交通、種族歧視等。但是我們還沒有得到所需的全部事實，所以無法回答下一層次的問題，以釐清這種關係。例如，更安全的交通網絡能夠拯救更多的生命嗎？擴大「低收入家庭福利優惠」計畫，對於整體健康的影響是什麼？透過「現金轉移支付計畫」(cash transfer program，編按：弱勢者在完成基本活動如看病、上學後，政府會補貼現金)，讓健康變成可用金錢衡量的單位，並在美國推行無條件基本收入，需要多少成本？要回答這些問題並得到相關知識，就得投入大筆經費在學術界以及能夠生產相關數據的產業部門。

所以，我們應該轉移資源，不該再過度關注和發展新的醫療技術，而是加強研究並理解生活環境與全體健康的關係。如果我們不改進相關的環境知識，就無法改善全民健康，也無法消除錯誤資訊，導致民眾不知疾病的真正原因。

事實就是王道

在十八世紀的時候，出現了一種新的醫療方法，但隨後不斷有人從道德和宗教面向強烈譴責它。英國作家蕭伯納稱它為「極為卑劣的巫術」。[21]還有一些人認為，「那不是醫療行為，而是摧殘人的身體」、「將死去的腐化物強迫注入孩子的血液中」。[22]這個邪惡的方法就是疫苗接種。當年社會上有這麼多人要抵制它，這足以證明，即使是最創新、最具革命性的醫療發現，也會遇上強大的反對聲浪而難以推行。

現在還是有一些人對疫苗抱持懷疑態度，但廣大的民眾都已經接受它，原因很簡單：因為它有效。這種醫療方法會一再沿用的原因，不只是它在個人健康上的成效。另一個原因在於，許多政治領袖，從美國總統傑佛遜到聯合國祕書長，都注意到跟疫苗有關的數據，並努力推廣注射。[23][24]最終，疫苗接種挽救了無數人的生命，消滅了天花，也即將消滅小兒麻痺症。

討論健康問題時，不可以缺少事實根據。有了可靠、實證後的數據當成基礎，我們才得以保持健康狀態。我們必須建立相關知識，深入了解影響健康的社會、經歷和環境條件。這樣一來，這些知識就能大力改善全體的健康，就像疫苗接種一樣。為了找到這類解答，我們必須強化科學知識，並進一步去理解健康以及相關影響因素的關係，在本書中我也會一一提及這些內容。

第十章——用謙卑的態度面對健康議題

他是非常特別的人，就像巴哈一樣。巴哈在他的時代是那麼才華出眾，他精準掌握了音樂的精髓與知識，給予我們一場音樂盛宴，而亞斯坦（Fred Astaire）也有同樣的天賦，所以他的舞蹈表演才會那麼細緻。[1]

——美國舞蹈家巴蘭欽（George Balanchine）

佛雷有一種超越形式的能力，而且在超越的同時還能創造出一種新的形式，這是天生舞蹈家的印記。[2][3]

——美國舞蹈家葛蘭姆（Martha Graham）

我記得，與佛雷一起拍電影的時候，他經常花個三四天的時間在兩小節的音樂段落。有天傍晚，暮色蒼茫，我走到米高梅公司的廢棄攝影棚前，突然有位脖子上圍著毛巾、疲憊不堪的小個子，從巨大的攝影棚中走出來。那就是佛雷。他走到我身邊，用一隻沉重的手臂摟住我的肩膀，說道：「噢，艾倫，為什麼沒有人告訴我，其實我舞跳得不好？」他的問題令人困惑，我也說不出什麼有意義的答案。我只有繼續沉默，跟著他離開。[4]

——美國劇作家勒納（Alan Jay Lerner）

也許沒有人比亞斯坦更了解舞蹈了，或許只有他的搭檔羅潔斯（Ginger Rogers）可以追得上。人們常說，亞斯坦會的都難不倒她，而且她還能穿著高跟鞋倒著跳舞。[5]亞斯坦有好幾部代表性的電影、電視和舞臺表演，都是用最創新的動作來表達情感、引導故事發展。從舞王金凱利（Gene Kelly）到芭蕾舞者紐瑞耶夫（Rudolf Nureyev），都明顯受到亞斯坦的影響。[6][7][8]即使是成龍的武打場面，也有部分要歸功於亞斯坦的舞蹈。[9]

在所有親見到亞斯坦藝術才能的舞者和編舞家當中，唯一一位沒有留下深刻印象的人，似乎就是亞斯坦本人。當別人看到大師才華的時候，亞斯坦只看到自己還沒拓展的領域。他敏銳地意識到自己的侷限，也許他自我要求太高，但就是這種謙卑的態度，才造就他精湛的舞藝。他深知自己犯錯的可能性，也明白，人無論再怎麼精通一件事，還會有更多東西得進一步學。

學得越多，知道得越少

從亞斯坦的自我懷疑態度，我們得以了解，謙卑是知識的重要成分。他的職業生涯也充分展現，所有人在追求知識時都會遇到一個瓶頸：知道得越多，就會發現自己有更多不知道的事。

無論是追求舞蹈技藝，還是要探索影響健康的因素，想要超越自身的侷限，唯一的方法就是謙卑地承認自身的不足。美國歷史學家威爾斯（Garry Wills）如此描寫蘇格拉底：

> 對蘇格拉底來說，不斷的提問，來自於不斷的索求，而有索求正是因為感到自己知識匱乏。只有口渴的人才會不顧一切地想喝水，只有需要愛的人才會去尋

找愛。這就是知識先鋒的內在矛盾。正因為對知性上的匱乏非常敏感，才會如此渴求知識。[10]

我們在前一章討論到，知識與理解力是改善健康的關鍵。接著我會討論，為什麼謙卑也非常重要。承認自己所不知道的事情，就更能實現健康。

前面提到，抱持著謙卑態度，才能自我提醒，自己所知道的事情其實很有限。生活環境在這方面如何影響健康，至今我們還不能完全掌握，包括暴露在化學物質中的傷害以及物質成癮的原因。[11]雖然我們越來越了解，有哪些結構性因素可以促進人們的福祉，但我們也曾犯下嚴重的錯誤，譬如體液論。一方面，我們更深入理解這些因素，但也不時發現它們非常複雜。從某方面來看，這些相關的知識很難完整，永遠都有可補充之處。

懷著應有的謙卑，我們才能接受，健康這件事任何人都無法獨立實現。相反地，每個人的福祉都是互相依存：影響你的條件很快地也會影響到我，如果你不健康，我就不會健康。因此，雖然我們現在更了解影響健康的因素，並找到新方法來改善，但懷有謙卑的態度，就不會以為進步是必然的。或至少不會以為，人類已經擁有改善健康所需的一切知識。

謙卑能幫助我們學習。知識可能有其限制，但是謙卑會讓我們知道界線在哪裡，這樣我們就可以嘗試不斷擴大界線，同時也擴大我們對於健康影響因素的理解。

謙卑不僅僅是謙虛或自我貶低，要培養這種態度，就要先注意到遠大於自己能力的影響力，它們會在複雜的社會體系中交互作用，進而影響健康。[12]這種交互作用所產生的整體影響力，遠大於部分或單一因素的總和。最後，它會以一種難以理解的方式影響我們的健康。

舉例來說，在一個暴力氾濫、基礎建設破敗的地區，所有負面因素會結合在一起，並產生新的影響力。它不僅獨一無二，甚至回頭影響到組成因素。在系統科學中，這種現象叫做「突現」(emergence)，也就是說，系統與其組成部分的性質已然不同。

健康也是一種突現性質。回想一下蘇菲亞的健康問題，那要歸咎於她周遭的整體環境，而不是任何單一因素所造成的。考量到這種影響力的規模和複雜性，我們就不應該從單一的角度解釋疾病，也就是不從單一的因素去推斷單一的影響。謙卑讓我們看到，人類的理解力是多麼侷限，特別是當前的整體環境非常複雜，有更多需要學習的事情。

面對醫學問題，我們必須謙卑

在一項關於謙卑的心理學研究中，心理學家萊特（Jennifer Cole Wright）和研究同事認為：

> 謙卑的核心精神在於，深深地理解並體認到自己是一種有限且易犯錯誤的生物，清楚自己只是浩瀚宇宙中極小的一部分。因此，我們對「整體」的理解必然是有限且不完整的，因為它遠遠比自己大得多。[13]

亞斯坦的謙卑之處並非他真的覺得自己不會跳舞。如果真是如此，他就不會繼續表演了。他知道舞蹈是一門整體藝術，無論一個人的才華多麼精湛，都無法觸及這門藝術的邊界，連像他這麼有天賦的人也是如此。簡而言之，亞斯坦會不斷留意自己是否有犯錯。

在醫學上，醫生也承諾會以謙卑的精神行醫，正如希波克拉底誓詞所明確表達的：「首先，不要傷害病人。」堅持這個原則，醫生就會意識到，過度自信或不小心犯錯，可能會傷害病人的健康。他們也會發現，儘管自己學了很多，但學海無涯，總是還有尚未發現的事物。因此，想讓更多人更健康，他們就需要謙卑的心。

保持謙卑，等於要認清，這個世界是由比自己更強大的力量所塑造的。個人健康與他人的活動息息相關，亞斯坦的舞蹈表演這麼受歡迎，不單只是他精湛的技藝，也有賴於業界的導演、技術人員、演員和舞伴們的幫助。健康不僅僅是關於我們自己，比如飲食計畫或做了多少運動等等，還牽涉到周遭的人和環境因素，以及這些因素之間複雜的交互作用。

我們真的需要懷有謙卑的心，才能得到這些知識嗎？從人類的健康發展史來看，醫學越來越精密，不斷有重大突破，能挽救的生命越來越多，這不就能說明人定勝天嗎？醫學上的進步足以證明，只要人類在科學上不斷創新，就能擺脫疾病。以上都是一般人常有的觀念，畢竟在當今世界，先進的藥物、技術和治療方法似乎都出現得越來越快。但是現實是，影響健康的因素如此廣泛，這些治療都只能發揮有限的作用。

想想看，在愛滋病的防治上，我們面臨到多少挑戰。不過在短短幾十年間，防治運動已經取得了許多進展。從早期爆發愛滋病危機開始，專家就在倡導各種預防措施，包括保險套、性教育以及服用有效的藥物，譬如「舒發泰」(Truvada)。這種藥物如果每天服用，可以有效防止愛滋病毒的傳播，預防率可達到百分之九十至百分之九十九。[15]這就是科學的力量。

然而儘管有這樣的藥物，愛滋病毒離絕跡仍然很遙遠。它繼續損害世界各地人們的健康，特別是在南非，當地有七百一十萬人患有愛滋病。[16]南非的愛滋病危機居全球之冠。當年這個危機爆發時，我們若能完全用上所知的一切知識，其實就能預防此疾病的傳播。但這也證明，即使有最尖端的醫學技術，也不足以創造一個健康的社會。

愛滋病會在南非持續擴散，有其複雜的因素。如果不改善那些複雜的因素，就算我們知道愛滋病的傳播途徑，也無法阻止。防治工作要有實際進展，我們就必須理解相關的結構性因素，包括貧窮、對多元性別族群的歧視以及性工作者的邊緣地位。在我們努力開發更好的藥物時，那些複雜的因素依然存在，目前我們對它們的理解也很有限，因此這種可預防的疾病就這樣繼續流行。所以，要解決愛滋病的問題，首先我們就要謙卑地意識到，如果不先處理使其氾濫的條件，就算是最有效的藥物也不足以消滅它。

過度自信與傲慢會使問題惡化

在追求健康的過程中，我們有時會出現一些愚蠢行為，導致健康離我們越來越遠。而謙卑能防止我們犯錯。當我們自信過頭，基於錯誤的數據或缺乏證據就行動，就會鑄下大錯。

在十九世紀時，主流的觀點認為，疾病是由污水和腐爛物質產生的「瘴氣」或「壞空氣」所引起的。[17]霍亂在倫敦流行時，許多人都根據瘴氣理論相信，霍亂是透過空氣傳播的，但實際上是透過被糞便污染的飲用水傳播的。[18]雖然當時微生物的疾病理論還沒有被證實（因為沒有顯微鏡可以看到細菌），但是充滿開創精神的流行病學家斯諾（John Snow）認為，霍亂和倫敦的供水系統有所關。然而，當他試圖讓大眾接受自己的想法時，卻面臨一場硬戰。斯諾與傳統人士展開激烈辯論，駁斥瘴氣理論，寶貴的防治時間就這麼浪費掉了，數百人死於霍亂。[19]最後，斯諾循線找到霍亂傳播的源頭——倫敦街道上的一個水井。[20]但當時他仍無法說服科學機構去放棄瘴氣理論。雖然從長遠來看，微生物理論終究贏得了勝利，但瘴氣理論能維持那麼久，顯見面對自相矛盾的數據和可怕的環境，人們還是可能不願放棄糟糕的想法。

我們在追求健康時，沒有保持謙卑的態度，就會產生這種過度的自信和傲慢。結果，我們就會高估自己的能力，看不到影響健康的更大因素，因而威脅到人們的福祉。

許多經典神話與文學都是以傲慢為主題。在希臘神話中，伊卡洛斯因飛得太高而墜落；在彌爾頓（John Milton）的《失樂園》中也有驕傲的撒旦。

在科學探索中，傲慢也不時出現。在探索精神的驅動下，我們追求知識，但傲慢如影隨形而來。例如，在馬羅（Christopher Marlowe）的戲劇《浮士德博士》（*Doctor Faustus*）中，主角是一位學者，他的知識臻於完美後，被傲慢驅使，將自己的靈魂賣給了魔鬼，以換取超脫世俗的力量。[21]在史蒂文森（Robert Louis Stevenson）的《化身博士》（*The Strange Case of Dr. Jekyll and Mr. Hyde, Henry Jekyll*）一書中，傑格博士自視甚高，透過某種科學方法，他引出本性中最邪惡的一面，成為第二自我，也就是故事中邪惡的海德先生。[22]在雪萊（Mary Shelley）的《科學怪人》故事中，主人公法蘭克斯坦相信科學可以幫他戰勝死亡。[23]在傲慢的驅使下，他創造了受盡折磨的殺人怪物，最終只是給自己與身邊的人帶來痛苦。

集體的傲慢傷害了弱勢者的健康

這些故事中，主角太過傲慢，過度地相信科學和醫學，最終造成怪異、悲慘、崩壞的後果。的確，像傑格或法蘭克斯坦這樣的人物，在戲劇上很有吸引力。但他們為了追求自我，而不惜造成危害，那不是我們應該優先考慮的做法。

事實上，美國人花這麼多錢在健康上，顯然就是搞錯了優先順序。整個社會將大量資金投入到日益昂貴的醫療研發中，導致沒有多餘的經費，以改善影響健康的環境條件。這麼一來，我們就是把所有賭注都放在醫學上，而忽視了其他影響健康的深層因素。

在二〇一一年，我們研究了美國人的死因，並追溯那些非醫療因素的影響。研究員人發掘出一串赤裸裸的數據：在二〇〇〇年，二十四萬五千人的死亡可歸因於低落的教育水準；十七萬六千人的死亡可歸因於種族隔離；十六萬二千人的死亡可歸因於缺乏社會支持；十三萬三千人的死亡可歸因於個人的貧窮問題；十一萬九千人的死亡可歸因於收入不平等；三萬九千人的死亡可歸因於地區的貧窮問題。[24]

這些死亡人口，都可歸因於複雜的健康影響因素。若抱有謙卑的態度，我們就能意識到這一點。同時也能體認到，為了拯救生命，我們必須從事艱苦且有時乏味的工作，來改善這些複雜的社會條件。然而，傲慢會誘使我們以為，那些人的死亡是「必然的」。我們還會自以為是地認為，反正死亡遲早會來，在找到全面的治癒方法之前，不得不犧牲那些受害者。

有些人相信，醫學的進步最終會拯救我們，但我們因此變得盲目，看不到在現實世界中這種信念所造成的後果。每當有人死於貧困、低落的教育或種族隔離時，其實就是死於我們集體的傲慢。我們將所有的資源都投入醫學研究，而不是改善影響健康的社會條件。這就是在說服自己，為了未來的進步，大家要共體時艱，因此造成更多的困境。只要懷抱謙卑的精神，就能看出這種觀念大錯特錯，也才會發現，只依賴藥物來促進全體健康，成效非常有限。我們最終體會到，如果要改善健康，就必須改善生活周遭的條件。

以謙卑的態度看待健康問題，就能更妥善地照顧被邊緣化的社會群體。對這些弱勢的人來說，謙卑反而是不得已的選擇。我們運氣夠好，獲得了金錢和社會優勢，因此才看不到社會艱困的一面。只要運氣不差，個人健康狀況良好，就可以繼續相信，環境條件並不重要。

不過，對貧困的人而言，不僅缺乏高品質的醫療照護，又難以抵抗環境所造成的長期危害，因此不知不覺就生病了。他們沒有選擇，在環境逼迫下，只能以謙卑的態度過活，當然他們非常清楚自己的健康跟慢性疾病有關。此外，他們也非常清楚，遠水救不了近火，不管醫學多進步，缺乏金錢、教育或穩定社會網絡等條件，對健康的危害更大。

再次強調，只要還有人被隔絕，無法獲得有益的環境和資源，全體的健康狀況都會受到影響。若有人完全不同意這個看法，就是傲慢。

第十一章——自由不是憑空得來

它是自由的象徵。在德國和法國的戰場上、在太平洋的海洋和島嶼上，將士們熱情地擁護它……只要勇敢的人民願意為了他們的權利和自由而戰鬥或犧牲，它就將永遠飄揚。在英國大憲章中，以及在美國《獨立宣言》和憲法中，人民的權利和自由已經獲得保證。美國憲法第十修正案更強調：「舉凡憲法未授予聯邦政府行使，而又不禁止各州行使的各種權力，均保留給各州政府或人民行使之。」

這段文字充分總結了許多美國人對國旗的感受。這面旗幟象徵著自由，也會讓我們想起，孕育出民主制度的歷史事件和前人的理想。《獨立宣言》描繪出遠大的願景，表現出各式各樣的自由，而憲法再將這種精神寫入法律之中。這些文件共同構成了美國「自治實驗」的基礎。[1]

雖然我們的制度絕對不是完美的，但一代又一代的美國人都認同且願意捍衛它。而國旗的意義就在於團結一心，讓大家繼續邁向崇高的理想。這種情感加深了美國人對自由的熱愛，也得以解釋，為什麼我們只要一談到國家的精神與特色，就會強調捍衛自由的價值。

自由不能無限上綱

可惜的是，那些激勵人心的話語不是在談美國的星條旗，而是美國內戰時南方州邦聯的戰旗，它象徵的是暴力：數百萬美國黑人的自由被剝奪，民主體制遭到破壞，民主的願景成為泡影。

上面那段話節錄自一九五七年《南方邦聯的女兒們》（*United Daughters of the Confederacy*）雜誌中的一篇文章，該文強烈抨擊美國最高法院的一項判決。在「布朗訴托皮卡教育局案」（Brown v. Board of Education of Topeka）中，最高法院判定學校裡的種族隔離政策違憲。[234] 該文作者特別引用憲法第十修正案，他強調，廢除學校的種族隔離，等於「剝奪」了各州人民的權利，也侵犯了他們的自由。今後，各州就沒辦法自我評估、根據地方特色來制定教育制度。作者指出，南北戰爭從未止息，當年南方為了爭取「自由」而開戰，而今日他們要反對最高法院的判斷。殊不知，他們所謂的自由，指的是「有權剝削美國黑人」。

從這個例子看到，自由這個概念非常不容易理解，還會被曲解成這個意思。無論我們自認有多了解，或是多常在一般對話和政治討論中提起自由，但它終究是一個模糊的概念。出於個人的情感訴求，每個人都有一套自由的定義。只要美國社會繼續捍衛自由的理念，就會有人曲解為：有權做自己想做的事，傷害到他人也在所不惜。對《南方邦聯的女兒們》雜誌來說，「自由」意味著有權生活在種族階級制度的頂端，繼續把美國黑人推向邊緣。對於美國內戰的南方分裂者來說，「自由」意味著人們可以隨意把奴隸當成搖錢樹。

幸運的是，美國社會不再允許蓄奴的自由或是種族隔離措施。但過去有這些制度，正顯示出，若自由被濫用，就會威脅到全民健康。奴隸制和種族隔離都是最為不公義的制度，個人自由極大化，他人健康卻放一邊。也就是說，只優先考慮美國白人的福祉，而不惜犧牲黑人的權益。時至今日，社會仍會為了部分人的自由，而犧牲其他人的健康、傷害整體的權益，只是程度沒有過去那麼嚴重。

若每個人都想追求個人的自由，必然會產生衝突。鄰居能自由地在你孩子身邊抽菸嗎？商人為了賺大錢有權污染大家的飲用水嗎？有些人想要更輕易就能買到槍枝，並且自由帶入學校。個人從不同的角度去理解自由，但是它們對全體的健康有益嗎？毫無疑問，事實並非如此。那麼，當個人自由危害到全體健康時，又該怎麼辦呢？

美國人對自由的理解，本身就存在一項矛盾：究竟該放任個人自由，或是保護公民福祉，兩個立場互相拉扯。這種矛盾反映出，我們是否有能力活得安全和健康，關鍵在於該怎麼理解和運用自由。

自由對個人的健康很重要，但是如果要產生正面影響，那麼就不能侵犯到他人的生命權、自由權和追求幸福的權利。我們可以不惜一切代價、放任個人選擇的自由，即使影響到他人健康也不在乎。我們也可以選擇更複雜的自由觀，一方面重視人們的欲望和自由，但同時也尊重他人有不受疾病侵擾的自由。我們在社會中的健康程度，就取決於選擇了哪種自由觀。在一八六〇年代，一派人支持蓄奴的自由，另一派人支持人身的自由，兩造對自由的不同理解，導致了一場毀滅性的內戰。如今，相關單位為了促進全民健康而擬定、推行政策時，也都奠基於對自由的理解。

諸如修改槍枝管制辦法或是加強菸害防治，這些政策都與每個人的生活與生命有關，而且也有人強烈反對受到諸多限制。

牛仔精神的迷思

一直以來，美國人所秉持的自由觀，總讓人聯想到「粗獷的個人風格」（rugged individualism）。這種風格所呈現形象和想法，就是典型的牛仔。在流行文化中，牛仔被描繪成堅強、能幹、自立自強的獨行俠。他不需要任何人的幫助，更不需要華盛頓特區那些笨拙政客們的援手。這種人物所展現的個人自由，我們在建國文獻和西部拓荒史中屢見不鮮。

在西部拓荒的時期，一代又一代的冒險家前往邊疆地帶，尋找發展空間，追求屬於自己的幸福。根據這些冒險故事，美國人不應該受到過度的約束，才能不怕失敗，主動尋找成功機會。如此一來，我們才能建立最繁榮的社會。許多政策都被這樣的信念所影響，比如有人促請開放學校選擇權（school choice），讓家長可以跨區自由選擇孩子的學校。也有許多人強烈反對《平價醫療法案》，因為政府不該強迫所有人投保。他們尤其反對管制槍枝，那可是與牛仔的形象密不可分。[5][6][7]對於這些議題，傳統派都有一套捍衛自由的論述，並當成強而有力的政治工具。他們認為，政府不需要擴大對公民生活的掌控力，即使那能改善全體的健康。

在美國，捍衛個人自由的論述是如此有力，甚至連工商團體都強調自主權。近幾十年來，在政治舞臺上，企業用同樣的邏輯反對聯邦政府的監管；就連政府本身也收回大筆的衛生福利預算，不再投入基礎公共建設。

個人自由是雷根總統施政理念的核心，他以此為論述基礎，大幅縮減衛生福利預算。我們在其他章節也討論到，在過去三十年，這個做法嚴重傷害了社會。政策會如此發展，是因為雷根想要讓公民「擺脫」聯邦政府的負擔，這樣每個人才有充分的自由與空間。[8]

不出所料，雷根開始執政後，美國先前幾十年在醫療照護領域所取得的進步，逐漸倒退。[9]自一九八〇年代中期至後期以來，美國人的健康情況一直落後於鄰近的西方國家，政府卻不斷減少預算，不再投入健康環境所需的資源。為了展現自由理念而「做自己想做的事」，實際上卻造成全體的健康問題，無人倖免，個人或集體也因此喪失了追求幸福的自由。

雷根的形象正是典型的牛仔。他在好萊塢演過牛仔，從政後的作風也如出一轍。[10]從各方面來看，他的崛起過程就像西部拓荒史中的英雄故事一樣，除了充滿個人主義，而且還懂得結合現實世界的政治影響力。所謂的「雷根革命」，就是政府秉持著牛仔精神，放鬆各項管制，削減預算支出，以至於許多關鍵的衛福制度和政策被破壞殆盡。

諷刺的是，雷根施政所秉持的牛仔精神，卻是基於錯誤的歷史觀點。西部拓荒者雖然吃苦耐勞，但如果沒有受到他人的幫助，就不可能「收服邊疆」。事實上，他們可是獲得當時政府大量的援助，搞不好從他們後代的角度來看，還會譴責政府提供太多資源了。有許多拓荒者都是《公地放領法案》（Homestead Act）的受益者。這項法案於一八六二年頒布，只要公民成年後有意願移居耕作，都有權向政府申請並擁有一百六十畝的公有土地，而且幾乎無須任何費用。[11][12]一百多年來，超過一百六十萬件申請書獲得批准，到了一九八八年才完全終止。[13][14]這項法案維持了這麼久，就足以說明現代人都以為拓荒者是堅韌不拔的個人主義典範，但只要符合自己的最大利益，他們也是樂於接受政府的幫助。

《公地放領法案》雖然很成功，但某些方面卻自相矛盾。一方面，它充分顯示出，政府的作為還是比個人的行動意志重要。只要有人願意冒險前往西部拓荒，政府不只給予充分的發展自由，還會提供基本的安全網，確保他們擁有自己的土地。另一方面，除了提供基本的土地需求，《公地放領法案》也奠定了個人自由的基礎，賦予人民創造各種新生活的權力。不過，原住民的自由就這樣被犧牲掉了。在美國人擴張領土的過程中，原住民被迫流離失所，生命安全受到威脅，還有許多人被殺害。

《獨立宣言》和《憲法》賦予美國人基本的公民權利，並提供了維護這些權利的法律架構。傳統的美國人認為，只要有這些基本權利，就足以現實幸福健康的生活，所以個人自由不應有所限制。在這種觀點下，政府的主要功能就是捍衛這些有明文記載的權利，但其他人民的事務，政府就不應該插手。然而，透過《公地放領法案》，人民得到土地以及隨之而來的發展機會，這等於承認，政府有能力主動去推動並實現公民的福祉，並且維護公民的基本權利，讓他們有機會享有基礎公共設施，以盡可能地發展這些權利。

每個人都有追求幸福的權利

透過《公地放領法案》，美國人才有機會在荒地裡成長茁壯。今日，只要政府擴大取得健康資源的管道，人們就有機會在社會中創造自由發展的空間。社會全體投資越多，人們就更有機會享用健康資源。這種新穎的自由理念，其實源自於另一個美國傳統觀念，而且歷史悠久，不亞於強調極端自由的傳統個人主義。

在一九四四年的國情咨文中，小羅斯福總統清晰有力地說明了這個傳統。[15] 他大聲疾呼，國會應該制定「第二權利法案」(Second Bill of Rights)。這項法案至關重要，有助於維護美國公民的福祉與世界和平。新權利的內容如下：

1. 在我國的工廠、商店、農場或礦場中，人民有權利獲得有效能、有報酬的工作。
2. 有權利獲得足夠的薪資，以享有足夠食物、衣著和娛樂。
3. 每位農民都有權種植和出售自己的產品，以獲得回報，讓自己和家人過上好生活。

4. 每位商人，無論事業規模大小，都有權利在自由環境下從事貿易，不受到國內外不公平的競爭和壟斷所支配。
5. 每個家庭都權利住到好房子。
6. 有權利獲得適當的醫療照護，有機會追求並享有良好的健康。
7. 有權利獲得經濟保障，免受年老、疾病、事故和失業所威脅。
8. 有權接受良好的教育。[15]

以上這些權利與本書提及的健康影響因素息息相關。有機會接受教育、享有安居樂業的環境，這些都是人生最基本的福祉。而且我們發現，從「生命權、自由權和追求幸福的權利」這些最基本的權利中，可以衍生出更新穎的權利。因此，小羅斯福總統所提出的新權利法案，不僅保障基本權利，還給予人們有用的工具來實現自我。它們就像一幅藍圖，讓我們可以用正確的方式去思考，哪些自由跟健康有關。

以上談的都是「積極權利」(positive rights)。也就是說，透過公共政策和公共投資，社會提出承諾，讓每個人都能獲得所需的資源，去追求幸福以及健康生活。如果沒有這樣的承諾，我們的自由就只是建立在「消極權利」(negative rights)之上。

這麼一來，社會就不保證提供資源，但至少個人可以充分按照自己的意願行事，而不受外界的干擾。

不過，小羅斯福總統認為，以建國時期所擬定的自由權為基礎，必然就會發展出積極權利：

> 這個共和國在建立之初，就全力保護不可被剝奪的政治權利，並以此為基礎，發展成現今強大的美國。這些權利包括言論自由、出版自由、信仰自由、陪審團審判權、不會無故被搜索和羈押的自由。這些是我們生存和自由的權利。然而，事實證明，隨著國家規模成長、地位提升、工業發展和經濟進步，基本的政治權利不足以保證，人人有平等的基礎去追求幸福。我們也清楚地意識到，如果沒有經濟上的安全和獨立，就不可能實現真正的個人自由。[15]

同樣地，沒有健康，也無法去追求個人自由。總而言之，這些都是不證自明的事實。若是身體生病了，就不能去做自己想做的事。小羅斯福提出的那些權利，能讓我們取得必要的社會、經濟和環境條件，以促進生活福祉、獲得健康。政府若以維護個人自由為名義，不去推動這些條件，長久下來，就會讓可預防的疾病和傷害趁虛而入，破壞全民的健康。

美國文化太強調極度的個人自由，不肯把經費用在研擬健康政策和制度。我們的福祉因此大為減少，也無法擁有真正的自由。政策與文化上的失敗，導致美國人的健康狀況不佳，根本比不上其他西方國家的人。美國國旗象徵了人民的基本權利，我們應該對此感到自豪。但事實上，許多國家的人都比美國人更健康、也更自由。

把更多機會留給弱勢族群

有些人關心自由，只是出於狹隘的個人利益。事實上，這些人最終只能得到生病和英年早逝的自由。擁有真正自由的人，會適度考量局面，能夠有所為、有所不為。他會充分了解，適度地自我克制有助於保障所有人的健康。在自制的核心精神驅動下，我們發揮大愛，為了更多人的福祉而犧牲小我。

窮苦的人們更需要社會大眾的無私幫助，因為這些人的痛苦，是惡劣的社會條件所造成。我們必須增加公共投資，包括加強環境保護、提升教育品質、推動全民健保、打造公平經濟等，也要修法促進全民健康並保護人身安全。每個人都能因此受益，獲得最多的福祉，享受因健康生活而帶來的自由。這些好處對於弱勢族群來說更為重要。畢竟，他們健康狀況不良，就是因為這個社會常以個人自由為名義，而忽視積極權利。

例如，為了提升教育品質，與其大舉設立公辦民營的特許學校，政府應該投入更多經費在公共教育體系。這項措施對全民都有益，對於弱勢學生更有意義，因為他們缺乏社會資本，在種族歧視和經濟劣勢下被剝奪發展機會。限縮學校選擇權、擴大投資公立學校等措施，難免會使個人的選擇自由受限，但唯有如此，才能讓每個學生都得到最好的機會。再者，社會更應該把機會留給生活環境受到限制的學生。獲得教育機會後，他們就能追求健康，也才有自由發展的可能。

俗話說，「自由不是憑空而來的」(freedom is not free)。我們通常用這句話來描述軍人的犧牲奉獻；他們為了保衛國家，而自願投入險境。但這句話還有另一個含義：「個人自由不是真正的自由。」因為，要在現實中實現自由，社會就要投入資源，以創造健康的條件。打造整體健康的社會後，我們才能實現寫在開國文獻裡的承諾。換句話說，社會若不投入資源，建國文獻和宣言中的諾言終將成為空話。

第十二章——選擇的侷限

每天我們都會做出許多影響健康的決定：吃哪些食物、做多久的運動，要不要享受有風險的樂趣，譬如吸菸、飲酒或不安全的性行為。除了日常選擇外，還有一些生命的抉擇會影響多年後的健康情況：和誰結婚、住在哪裡、從事什麼職業，就會影響收入、人際關係以及居住地。在前幾章中也討論到，這些因素都會深深影響我們的健康。

不論是重大的抉擇（配偶）或是日常的選擇（早餐），我們都相信是出於個人的自由意志。我們常常以為，自己的選擇不會受外力所影響，並從無限的選項中找出最滿意的一個。換句話說，吃什麼、是否做運動、選擇誰當人生伴侶，都不是聽從他人的建議。所以大部分人在討論健康時，都相信那與「生活方式」息息相關：只要為自己做出正確的選擇，就可以創造更健康的生活。

但我們做決定時，真的像表面上看起來那樣無拘無束嗎？真的有辦法選擇自己想要的健康生活嗎？為了回答這個問題，我們要請教一位看來與本書毫無關聯的權威。

為何「健康不可控」？

很少人會用引用電影《穿著Prada的惡魔》來說明影響健康的條件。不過，在這部二〇〇六年的電影中，有段情節倒是充分掌握到選擇的本質。

劇中的主角安德莉亞是一名想成為記者的社會新鮮人。她看著自己的老闆、令人生畏的時尚雜誌總編米蘭達正在挑選新的衣物穿搭組合。米蘭達非常猶豫，有兩條皮帶看起來一模一樣，她停下來仔細考慮該怎麼選擇。安德莉亞在一旁露出不以為然的表情，她認為米蘭達不需如此掙扎，因為在她看來，那兩個配件幾乎一模一樣。對此米蘭達回應道：

哦，好吧，我懂妳的意思，妳覺得這件事跟妳無關。妳打開衣櫥，挑了那件鬆垮垮的藍色毛衣，也許妳想告訴全世界，不要對自己太嚴格，所以也不在乎要怎麼打扮。

但是妳不知道的是，這件毛衣的顏色不是藍綠色，更不是青金石色，也不單是藍色，而是蔚藍色。妳真是有眼無珠，完全不知道德拉倫塔（Oscar de la Renta）在二〇〇二年設計了一系列蔚藍色的禮服。此外，聖羅蘭（Yves Saint Laurent）應該也有設計蔚藍色的軍用夾克。隨即有八位設計師以這個顏色作為服裝系列的主題。

在這之後，蔚藍色的服飾開始出現在百貨公司的櫥窗，然後才擴散到低俗的休閒服飾店。毫無疑問地，妳就是在平價服飾店的清倉拍賣中撈出了這件毛衣。事實上，蔚藍色所代表的是數百萬美元的投資和無數人的辛苦工作。可笑的是，妳還以為是自己挑了這顏色，而不是受到時尚產業所影響。事實上，妳身上穿的毛衣，就是這個房間裡的人從一堆服飾中為妳挑選出來的。[1]

米蘭達精闢地分析這項日常的個人選擇，以此說明，結構性因素會從各種管道影響我們的決定。這些因素包括個人的經濟和文化條件，以及高層人士所做出的選擇，因為他們有能力塑造這些條件。安德莉亞所選擇的衣服，表面上是出於個人的決定以及想展現的風格，但實際上卻是結構性因素的產物。她的選擇範圍受限於她所處的環境，而環境的特性又取決於她無法控制甚至意識不到的因素。

米蘭達的分析方法可以用來解釋，為什麼我們的健康選項有一定的限制。的確，我們可以選擇食物，不過因為受限於自己的財力以及住家附近的商店，無法樣樣周全。進一步來說，某地區有哪些商店，又端看當地的居住品質和居民收入的多寡，而居民收入又取決於更大的社會經濟因素。不過，這些因素不是我們個人能控制的。同樣地，唯有住家附近有公園、可行走的街道或體育設施時，我們才能從事休閒活動。此外，一般人的結婚對象，也只能在自己生活環境中所遇到的人去找。

居住地、權力、金錢、政治和人際關係，所有我們在書中討論到的因素，都是影響健康的變數。安德莉亞沒有意識到，原來龐大的結構性因素會影響到自己身上所穿的衣服。我們也常常忽略，結構性因素會左右我們的健康選擇。所以，我們一定要理解到，受到環境影響，我們的選擇其實有限。若非如此，我們就很容易高估自己創造健康的能力。我們常以為，要不要過健康生活只是個人選擇，完全取決於自己的意志。正是這樣的想法，導致全體的健康難以實現。

肥胖、成癮不全是個人問題

人們在討論健康這個公共議題時，大多不知道個人選擇本來就很有限。為了改善健康狀況，有人絞盡腦汁，也有人花了許多錢，還有更多人寫了大量文章，但這些努力卻只能反映出，我們太強調個人選擇的重要性，因此忽略了更有影響力的環境因素。我們努力的方向之所以有誤，是基於三個錯誤的假設：一、人們大多能自由做選擇。二、所有人都有同樣的健康選項。三、只要擺脫壞習慣擁抱好習慣，就能獲得健康。

因此，社會上才會有那麼多養生書籍、運動影片和新生活建議，要求我們做出更多健康的選擇。我們以為，這些選項通通做到的話，就能實現健康，而不必理會周遭各種環境條件。我們的注意力都集中於培養個人的健康習慣，而忽視了環境條件的影響，造成健康持續惡化下去。

美國的肥胖問題充分顯示環境所造成的有害影響，也證明個人無法憑一己之力改善健康。美國有三分之二的成年人體重過重或肥胖。據估計，為了解決肥胖問題，美國每年花費了一千四百七十億至兩千一百億美元的醫療照護費用。[23]

大量證據顯示，肥胖與一系列複雜的環境因素有關，包括貧困、教育品質低落等。過去二十年來，餐廳所提供的食物份量也不斷加大。[4] [5]從這些面向來看，肥胖與本書中所討論的其他健康問題很相似。不過，美國人面對這項健康問題時，完全都是從個人角度出發。我們不解決肥胖背後的複雜環境因素，卻只關注個人選擇。社會時不時就要強調，改變個人飲食和運動習慣有多重要，但一開始就忽略了導致肥胖的環境條件。

社會認定個人選擇與意志力就是健康生活的關鍵，政府也跟著推出糟糕的政策，惡化當前的全民健康問題。在前一章我們談到，雷根的政治理念嚴重影響了美國人的健康。他最核心的思想體現在當時政府的反毒政策。該政策強調，個人選擇大於一切，總統夫人南茜更是發起「向毒品說不」運動。在活動影片當中，她直接表明，吸毒與否，是生死交關的問題：「擁抱你的生命，向毒品和酒精說不。」[6]

從這句話的邏輯來看，南茜顯示出社會大眾的基本立場，也就是說，一般人可以選擇或拒絕毒品的誘惑。但事實上，成癮不是一種選擇。國家藥物濫用研究所（National Institute on Drug Abuse）認為，成癮是一種慢性的腦部疾病。[7]

儘管政府資助這項研究，但一般大眾仍然深深相信，成癮就是個人意志的問題：那些人為了冒險享樂，才會無視自己的人身安全。因此，受成癮問題所苦的人，經常被貼上巨大的污名標籤。整個社會都在質疑：什麼樣的人會把自己投入那種險境？當然，這個問題沒什麼道理，就像我們也不會去問，為什麼有人會「選擇」罹患癌症或傳染病。

成癮不僅是因為個人無法成功對藥物「說不」，也有可能是因為受到環境因素所影響。除了個人社經條件所造成的憂鬱狀態，藥廠過度行銷、非法藥物越來越氾濫，都是環境造成的成癮因素。[8][9][10]我們過於強調個人選擇，所以才沒有充分考慮到這些因素，導致成癮問題仍不斷蔓延。甚至有證據表明，「向毒品說不」運動反倒使問題更加嚴重。二〇〇八年有研究人員發現，九至十八歲的青少年看到反毒影片後，反而更不會拒絕大麻，還會質疑影片的可靠性，不相信大麻有什麼潛在危害。[11]

我們社會太過強調個人選擇，可想而知，在預防槍枝暴力方面也成效不彰。多年來，反對槍枝管制的民眾不斷反駁，槍枝暴力事件純粹都是行兇者的個人問題。但這種說法只是轉移焦點，而不去探討這些事件背後的真正因素：槍枝氾濫。

近年來，槍枝議題的討論風向已有所轉變，但反動派的論點仍然說服了許多人：「槍不會殺人，是拿槍的人有問題。」社會文化太過強調意志的力量，所以認為個人的影響力大過生活周遭廣泛的環境條件。

的確，如果每個拿槍的人都願意成為負責任的使用者，那麼就沒有人會被子彈所傷。但我們所生活的真實世界並非如此。人類非常容易犯錯，在上億的人口中，總有不少人想要傷害其他同胞，還有許多人不懂得謹慎使用槍枝。面對這些威脅，一般老百姓卻沒有「選擇」的餘地。

由此可知，管制槍枝的道理很簡單，就像強制繫上安全帶，是為了避免在車禍時受傷更重。的確，如果人人都是完美的駕駛，車上甚至可以不需要有這種裝備。但是開車總有個萬一，為了保護身體安全，繫安全帶就不是個人可以選擇的問題了。

多數人的世界是由少數人所創造

在我們所做的選擇中，國會議員會帶給社會最大的風險。雖然他們代表人民，但做出的政治決定卻充滿變數。他們的關鍵決策會影響到整個社會，卻往往與選民的期待有落差，既不符合公共利益，所以也會威脅到全民健康。

美國槍枝氾濫，暴力事件頻傳，正是因為掌權的人為了滿足槍枝製造商的利益而阻止改革。[12]本書其他篇章也討論到，有權有勢的人能擁有加倍的選項，因此多數人生活的世界，其實是由少數人創造的。在《穿著Prada的惡魔》電影中，安德莉亞所選擇的毛衣，就是一小群設計師深思熟慮的結果。米蘭達的分析切中要點，個人的選擇有限，因為層峰人士跟時尚界的龍頭有權決定選項有哪些。政治人物、商界領袖和社會名人都能引領潮流，他們的決定會影響到環境條件，進而決定個人有哪些福祉。

從美國槍枝氾濫的悲劇中，我們清楚看到，無論自己決定如何改善健康（比如每天喝了兩公升水或是走一萬步），每天都還是要面對槍枝暴力的威脅。除非有新的社會影響力去遏止現況，並創造新的環境，讓所有人有新的健康選項。

要了解健康的本質，就必須了解社會如何形塑並限縮個人的選項，以及這些選項有什麼共同點，會呈現出怎樣的生活。為了促進健康，我們的首要任務就是要確保這些共同點能創造有益健康的環境。這是改善健康最有效的方法，我們應該加強宣導，更應該鼓勵大家去改變大環境。用米蘭達的說來說：「如果我們想讓某種顏色成為主流，那就得先確保德拉倫塔與我們所見略同。」

美國歷史中有很多例子顯示，企業決策和政治方針通常很容易造成不健康的環境。美國曾經大量使用的化學農藥「滴滴涕」（ＤＤＴ）。滴滴涕是一種強大的殺蟲劑。二戰期間美軍為了抵禦瘧疾，在南太平洋大量使用來消滅昆蟲。[13][14]後來民間也開始使用滴滴梯，大家把它視為「神奇的化學藥物」。政府和農業團體都讚譽有加，促使更多地方都開始使用，[15]但這些高層的推廣政策卻嚴重影響人們的健康。

環境學家卡森（Rachel Carson）在一九六二年出版了名著《寂靜的春天》，揭露了滴滴涕對健康的影響。她在書中提到，此農藥會破壞生態系統、污染食物供應鏈，威脅到自然環境與人類的健康。[16]先前也有許多人對這種化學物質表示擔憂，但透過卡森鉅細靡遺的解說，眾人才發現自己生活在隱藏的危險之中。[17]當時社會大為震驚，引發許多反對滴滴涕的行動，最終政府才禁用這種化學物質。卡森的調查啟發了後世許多環保運動，間接促成美國環保署的設立。[16][18]

就如同槍枝氾濫問題，企業和聯邦政府決定推廣滴滴涕，不但全民的健康開始受影響，還讓大眾沒有反對的餘地。但與槍枝暴力不同的是，滴滴涕的危害大多是看不見的，直到《寂靜的春天》出版後，才引起公眾的廣泛注意。從這個例子我們可以看出，高層決策的影響力很容易被忽視，即使它會導致水污染和土壤污染等嚴重情況。

因此，我們更必須謹慎抉擇，避免在重大議題上造成全民的健康問題。換句話說，重點不在於午餐是否吃得健康，或每天是否要跑個三公里，而是應該問問大企業和政府機關，它們是否做出了正確的選擇。只有這些高端的政策決定，才能決定我們的空氣品質、學校的資源多寡以及經濟環境是否公平。

社會群體會改變個人選擇的範圍

傳統人士常強調個人選擇，反對政府為了促進健康而干預個人自由。這些人應該好好思考一下，就算沒有政府監管，我們是否能真能決定自己的生活？再以肥胖問題為例，最有效的解決方法之一，就是對症下藥，對「含糖飲料」課稅。

許多證據都顯示，課稅是有效的手段，以勸戒人民放棄不健康的行為。所以為了降低吸菸人口，政府多年前就開始課徵菸捐，成效卓著。[19]政府若以同樣模式對含糖飲料課稅，就會大大降低了這些飲料的消費量，進而減少肥胖問題。[20]但是這種做法並非沒有爭議。二〇一二年，紐約市市長彭博（Michael Bloomberg）試圖限制含糖飲料的包裝容量，不只飲料食品業者大舉反對，民眾也怒批管太多，美國又不是保姆國家，更不需要家長式領導。[21]在龐大的反對聲浪中，個人選擇再次成為捍衛的焦點，彭博的新規定最終被紐約州上訴法院推翻。[22][23]

在彭博的容器規定下，我們必須接受，每次購買飲料時只能攝取有限的糖分（附帶一提，購買數量並沒有限制）。但這個規定被推翻後，外部利益團體也沒有放手，繼續干預消費市場。換句話說，就算政府無權改變汽水的容量多寡，決定權也不會落在消費者手中，而是留給食品廠商或飲料公司。他們可以根據公司的意願任意選擇容器大小。無論如何，總是有人會決定汽水瓶的容量，從而改變大家的體重。所以我們必須做出選擇，不僅在決策過程中要有發言權，還要推動促進健康的決策。

因此，「個人選擇不受限」這種立場根本無法成立，因為那種自由並不存在。如果沒有社會環境或政府干預介入，私人企業就會趁虛而入，而且通常不是出於公共利益。跟健康問題有關的各種選擇，都會出現這種現象。

在卡森揭露了滴滴涕的真相後，如果大眾拒絕推動整體改革，只依賴個人選擇來解決問題，那會發生什麼事？不難想像這一派人士的說法：「不喜歡滴滴涕的話，可以選擇住在沒有使用它的地方啊！」幸運的是，大眾沒用這種態度解決問題。當時的人們認為，無論住在哪裡，只要滴滴涕還很普遍，健康的發展與選項就很有限。因此，大家決定要一起改變環境，增加健康生活的選項，要讓世界變得更加美好。但社會又太過強調個人選擇的重要性，沒有把焦點集中在問題的關鍵，也就是真正會影響健康的高層決策。我認為，只有改變對「個人選擇」的執著，才有辦法真正解決問題。因此，我們必須要跳脫個人層次，轉而觀察全體社會的選擇，看看這些價值觀會怎麼影響人們的福祉，以及背後的社會、經濟和環境條件。

第十三章——創造好運氣

「我曾離死亡如此的近，幾乎能感覺到死神在臉上的呼氣。」

有位年輕的退役軍人如此談到自己的戰爭經歷。雖然這句話她經常掛在嘴上，但她其實也不想再說了，也不喜歡跟別人解釋人生的大道理，或是為什麼僥倖活了下來。在某種程度上，那句話是對的。子彈從她臉頰旁邊掠過時，她的確在臉上感覺到了一種氣流。

「我很真的幸運。那顆子彈究竟從哪來冒出來的？狙擊手是躲在哪個角落？我完全不知道。」

她總是以「自己很幸運」來結束這個故事。聽眾也想聽到這樣的結尾，否則要怎麼解釋事情的原因？她知道這是萬中選一的運氣，但她並不好受。因為現在的她覺得自己被詛咒了，就好像在戰場上用盡了所有的好運一樣。從那之後，她就一直在等待壞事發生、等待災難降臨，畢竟她認為自己的好運已經用光了。於是她每天都去不同的酒吧，用喝酒來消磨時間。今天是週四，她身邊的酒友看上去是個聰明的老人，對方想知道為什麼一位年輕女子一大早就喝下那麼多威士忌。然後說著說著，這位退役軍人又在講她的幸運故事了。講完之後，老人認真盯著她，說道：

幸運？那不才是幸運。真正的幸運是每隻手都有五個手指、沒有生病、有固定收入、家園沒有突然被颶風摧毀。我們生活在一個災難隨時可能降臨的世界。只要平安活著、身體完好無缺，那就是躲過了最大的災厄，畢竟人一生要面臨成千上萬個危險的日子。你認為自己在一瞬間耗盡了所有的好運？大錯特錯。在妳幸運的一生之中，那顆子彈只個意外，只是一閃而過的小小不幸。相信我，像我這樣年紀的人，見過太多真正的不幸了。

從我們出生到死亡，會碰到哪種環境，都深深地被運氣所影響。我們無法決定自己出生的家庭是貧窮、富有，家人是慈愛還是冷漠，也無法決定自己是出生在和平還是戰亂的國家。如果這些變數的發展都對自己有益，那我們應該感到欣慰，自己運氣真好，不勞而獲就占到優勢。

只要細細反省，就會發現自己的人生的確很幸運。然而，我們很少會去思考運氣和健康之間的關係，但的確值得去探究。從人的健康更容易發現運氣的影響力。就像酒吧裡老人說的一樣，周遭環境良好，我們沒有陷入傷病的惡性循環，就是人生最幸運的事情，任何微小的幸運都不能相比。

天生好命，健康不愁

在羅馬神話中，幸運女神福圖納（Fortuna）總是站在球體上試圖保持平衡，以象徵命運的不穩定性。[1] 同樣地，這本書所描述的健康影響因素也在不斷變化。它們可能對健康有益，也可能會造成傷病，都要取決於當時的情況。我們努力想改變這些因素，並找出它們對健康的影響力。但事實上，這些因素永遠都超出我們的控制。體認到這一點後，我們就會更尊敬幸運之神，然後在能力所及範圍內做最大的努力。

美國人並不認為運氣會影響到個人福祉，總認為健康取決於個人做出的正確選擇。我們以為，正確的決定帶來良好的健康，而健康問題都是咎由自取。無論在哪種情境下，我們都很少想到運氣和偶發事件的影響力。反正只要有好的醫生、藥品，自己願意負起責任，就可以擁有健康的身體，跟運氣毫無關係。

在預防疾病方面，科學家持續取得成果，但從統計數據來看，人類其實沒什麼辦法能解除厄運。以癌症為例，整個社會投入了大量的資源，千方百計要預防這個人們最害怕的疾病。人們總是在提倡各種養生方法，以降低罹癌風險，例如改變飲食、鍛鍊身體、保持體態以及避免環境污染等。但就算我們的醫學知識不斷增長，罹癌的風險仍然明顯取決於運氣。二〇一七年的一項癌症遺傳學研究發現，在導致癌症的細胞突變當中，只有大約百分之二十九可歸因於環境因素，百分之五可歸因於遺傳，其餘百分之六十六則是隨機的。[23] 從科學研究來看，我們很難相信個人選擇是健康的主要推手。

為了理解運氣如何影響健康，我們必須先探討一個看似矛盾的命題：運氣也許是隨機降臨，但社會中每個人應該都可以分配到同樣的運氣。然而，有些人擁有優越的社會經濟條件，更能汲取運氣帶來的好處，也就是良好的健康狀況。相比之下，有些人生活條件不佳，人生更是不走運，導致許多健康問題。

在演講活動中，參與者經常發問：「有什麼方法可以保持健康？」而我總是回答：「投胎到健康、富裕的家庭。」當然是玩笑話，不過這也是我在書中強調的道理，許多因素如金錢、各種資源，都可以帶來好運氣。

家庭背景在個人健康上扮演關鍵角色，不亞於個人所做的各種健康活動，但我們卻無法選擇出身。有些人一出生就處於劣勢，活在經濟貧乏的環境或是戰亂頻繁的國家，家庭又缺乏愛。但有些幸運兒不僅在出生時就處於優勢，還超越一般水準之上。他們出生在充滿愛的家庭，繼承家族的地位和威望，還有龐大的財富。他們住在和平的國家，甚至擁有動見觀瞻的政治影響力。這些機會帶來更多的機會，就像金錢會帶來更多的金錢一樣，因為財富總是集中在經濟階梯的頂端。[4]在我們目前的制度下，享受好運（或享受財富）的最保險方式，就是一出生就獲得足夠多的運氣。

偶然式運氣vs.選擇式運氣

為什麼要討論這個議題呢？它的重要性在哪？因為經過這樣的討論，我們才能創造更公平的世界，讓更多人獲得運氣和機會。我們無法控制出生時的狀況，但是可以一同改善社會中的機會分配，進而創造運氣分配，盡可能讓越多人在更好的環境中出生，最後實現全民健康。換句話說，我們不是運氣的奴隸。從某方面來看，我們可以培養全體社會成員的運氣，同時創造更健康的世界。

「努力創造一個新社會，讓更多人共享運氣。」從這種想法出發的哲學被稱為機運平等主義（luck egalitarianism）。[5]平等主義者將運氣視為一種社會資源，類似於金錢或教育資源。在他們看來，世上有兩種截然不同的運氣：「偶然式運氣」（brute luck）或「選擇式運氣」（option luck）。前者本質上就是「命運」，也就是那些我們無法控制其發展的事情。故事中的老人提到一個典型的偶然式運氣：颶風，那樣的極端氣候事件總是會突如其來地發生。

另一方面，選擇式運氣則全憑環境，是我們挑選之後的結果。退休軍人與死亡擦肩而過，就是獲得了選擇式運氣。她無法預測敵方何時會向她開火，但是在加入軍隊時，她就應該知道有此風險。這段有驚無險的經歷都出於她的選擇，而她能夠倖存下來，就是得到選擇式運氣。

機運平等主義者承認，「偶然式運氣」也會影響我們的生活和健康，就像球隊透過特殊管道取得「外卡」參賽權一樣。而一個社會制度正義與否，則在於它是否適當分配了「選擇式運氣」。例如，我們無法阻止颶風侵襲家園，但是我們可以增加地方預算，加強社會、經濟和基礎建設，災難若真的來襲，受災社區就能迅速恢復。誰會出生在富裕的家庭、誰又會出生在經濟貧困的階級（這裡包含最多美國人），不是我們所能控制的。但是我們可以全力建立一個講求正義的經濟體系，讓所有人都能獲得資源去追求個人發展。與其不相信運氣，不如公平地分配「選擇式運氣」，讓所有人都享有機運。

分清楚「偶然式運氣」與「選擇式運氣」後，大眾就不會再有誤解，再來就能建立最好的社會制度來促進全民健康。有些人堅持，健康問題都要歸咎於個人的錯誤選擇，於是很容易就會把疾病看作是「選擇式運氣」的結果。他們就會自欺欺人，認為健康問題都是咎由自取，是自己錯誤選擇造成的。但是，健康不只是來自個人選擇（有時連選擇都沒有），它實際上是所有因素的總和，包括我們生活周遭的社會、經濟和環境條件。但如果我們無力創造、改變環境，那些因素就會變成偶然式運氣，不斷造成我們的健康問題。

美國的醫療保險制度更是體現了偶然式運氣的效力。我們把錢花在於醫療保險，就是在接受生命的不確定性，也認知到我們的命運會受意外事件所影響。這是一種謙卑態度，因為我們意識到，自己的健康會受到更大的力量所左右。而全民醫療照護制度，就是基於這種謙卑態度而設計，但也因此在美國難以推行。然而政府之所以要推動《平價醫療法案》以及單一支付者醫療體系，就是因為整個社會體認到，每個人都會遇上不幸的事情，預先做好防護設施，對所有人都有利。

令所有人都倒楣的社會結構

不過，到目前為止，美國人都還看不到全民醫療照護制度的優點。因為我們總以為健康來自個人的美德，疾病是自己的錯誤決定造成的。因此，《平價醫療法案》的反對者總是忿忿不平，為何全民得拿錢去幫助那些不願為自己健康負責的人。在二〇一七年，共和黨眾議員布魯克斯（Mo Brooks）指出，《平價醫療法案》讓那些

「努力保持身體健康的人」負擔更重。這段話充分體現反對者的立場，也就是說，適當的飲食、運動以及避免危險行為，就可以維持健康。[6]

如果這世上沒有隨機且無法預見的災難，那我們大可以說健康取決於如何照顧自己。但是生命充滿風險、偶然事件和運氣，接受全民醫療照護制度，就是承認世事無常，並透過制度和體系來面對遲早會降臨在我們頭上的厄運。

實現全民醫療照護制度很重要，但這其實也只是糾正錯誤的一小步。生活周遭總是有許多錯誤的條件會加速厄運降臨，造成更多健康問題。這些條件甚至會導致厄運綿延到好幾代，數年間持續影響數百萬人的健康。要想終結這種命運，我們就要承認並解決其背後的結構性問題。

例如在美國，黑人被槍殺的機率是白人的十三倍。[7]表面上看來，這就跟上戰場會面對的風險一樣。但是軍人自願從軍去面對被槍殺的風險，所以接受的是「選擇式運氣」。但黑人男性被槍殺的風險，卻是出自「偶然式運氣」，因為美國社會的種族歧視、犯罪率、社區問題等因素都對他們很不利。正如氣喘，這種疾病是由社會、經濟和環境條件互相作用而造成的。人們不幸生活在這些條件中而生病，要歸因於偶然式運氣的結果。

槍枝暴力與氣喘表面看來沒什麼關係，但它們的根源與結構卻很相似，導致我們社會厄運連連。對那些受到傷害的人來說，會以為這些危險是出於偶然式運氣，但從社會條件來看，卻是選擇式運氣使然。若我們不願意解決結構上的不平等問題，可想而知，就會造成這些悲劇。不採取任何改善行動的話，只要有人「倒楣」生病或受到可預防的傷害，我們就會受到牽連。我們無法控制任性的命運女神，但是可以決定她腳踩的球體是否平穩。那個球體就是這個世界以及塑造這個世界的條件。為了所有人的福祉，也為了得到好運氣，我們必須擴大公共投資，以改善那些條件。

第十四章——群體健康，個人也會更健康

這是科幻電影史上最著名的場景：聯邦星艦企業號的艦長寇克在與邪惡的死敵可汗在太空纏鬥，企業號上的全體機員面臨生命危險。可汗準備在太空引爆炸彈，企業號的曲速引擎受損，無法逃脫爆炸半徑。寇克艦長最好的朋友史巴克意識到了危機，於是衝進引擎室，把自己鎖在裡頭。最後他英勇地修復好引擎，讓企業號得以逃生。但是他在這個過程中吸收了致命的輻射。寇克找到史巴克時，對方已經奄奄一息。最後這兩人如此道別：

史巴克：企業號……脫離危險了嗎？
寇克：對。
史巴克：別難過，艦長。這是合理的結果。眾多人的需求……勝過……

寇克：……少數人的需求。

史巴克：至少勝過一個人的需求。[1]

這個場景來自於一九八二年的經典電影《星際迷航記二：可汗之怒》。這是我在馬爾他成長時看的第一部電影，當時那裡上映的美國電影很少。科幻情節看似與現實無關，難以解釋地球人的健康條件。不過，長期以來，《星際迷航記》系列電影不僅描繪出人類的未來願景，還傳達出獨特的社會意識，並深刻反思了當代社會的缺陷與不正義。在這個願景中，人類學會了和平共處、消除了不平等、超越了種族和國家的界線。此外，企業號前往不同星球並不是為了征服異族，而只是為了探索新知。[2]人們也許會嘲笑，《星際迷航記》的願景過於簡單或理想化，但其製作人羅登貝瑞（Gene Roddenberry）所提出的遠見卻是歷久彌新，讓人難以忽視。史巴克如此重視團體的共同利益，反映出我們對集體生活的樂觀看法：只要優先考量並滿足眾多人的需求，就能實現全體社會的福祉。

這段情節對我們的討論很有幫助，因為它傳達出創造健康社會所需的基本價值觀。史巴克說，眾多人的需求比少數人更重要，這呼應了效益主義原則。政治哲學家邊沁說過一句名言：「多數人的最大幸福是衡量對錯的唯一標準。」[3]這個想法也能套在健康議題，但我們不該採用邊沁所建議的「多數人」（majority）概念，而是應該借用史巴克的用語：健康取決於為「眾多人」（many）做最多的好事。這個概念轉換不僅是為了造福群眾，也是為了保障弱勢群體的健康權益。忽視群體的健康，就不可能有個人的健康，即使那些群體生活在遙遠的國家。

茲卡病毒的快速蔓延就是明證。這種疾病在美國本土外發跡，最終威脅到美國人的健康。在這些遙遠的國家，其醫療衛生系統可能有問題，但我們經常忽略，總以為隔著一片汪洋就安全。然而，當今全球各地的連結日益緊密，少數人的健康與全球各地眾多人的健康緊密相連，所以茲卡病毒的疫情才會這麼嚴重。在全球化的趨勢下，我們必須加快腳步以促進每個人的健康。有些人把自己的健康看得比全體福祉還重要，總認為事不關己，可以躲過他人所面臨的挑戰。獨善其身的後果，不僅鄰居的健康會繼續惡化，自己也越來越難保持健康狀態。

對抽象的「眾多人」發揮慈悲心

談到這裡，我們要特別澄清一個重要觀念，事實上，在大多數情況下，個人健康與群體健康並不互相衝突。雖然在電影中，史巴克英壯烈犧牲自己的生命，但在日常的實際生活中，個人健康與群體健康密不可分。

有些人錯誤地認為，投資前者就必須犧牲後者。他們在分配預算時，把個人需求放在首位，其次再考慮改善全體的健康環境。這是錯誤的觀念，且終究無法改善個人健康。雷根執政後，我們一再看到諸多例證。政府逐步刪減預算，沒有擬定更多健康政策及成立相關機構，最終造成國人健康惡化，生活沒保障。這些情況可歸納成一項更大、經得起時間考驗的原則，它能說明健康和群眾個關係：當個人為了集體利益做出部分犧牲時，例如為了推動健康法案而繳更多稅金，好處最終會回到自己身上。換句話說，保障少數人健康的最佳方式，就是先促進眾多人的健康。

這些「眾多人」究竟是誰？為什麼要為了他們犧牲自己的利益？個人又得付出什麼呢？簡而言之，「眾多人」就是統計數據上的普羅大眾，其健康狀況容易受環境傷害。本書所探討的健康條件，包括社會、經濟、環境與文化等，都會影響到他們的健康。

困難在於，這些龐大的人口數字容易變成模糊的抽象概念。我們可能會覺得問題太大而難以理解，便不願從群體的角度改善健康，而繼續把焦點放在個人健康上，只關心自己和身邊的人。先前已經討論到，這種態度一直以來都存在於社會中，我們只從個人層面去改善健康，把重點放在看醫生、吃藥和改變生活方式，無法打從心底體認到大環境對群體健康的威脅。

試想，如果你妹妹對止痛藥產生了依賴，你會怎麼做？不管付出什麼代價，你都會盡一切努力去幫助她。你這麼做是出於親情，也知道藥物成癮會導致什麼後果，而她需要幫助。大多數有能力的人都會有同樣的反應。當下看到有人需要幫忙時，我們很難不想去伸出援手。

再試著想想看，美國鴉片類藥物如此氾濫，每年讓成千上萬的人致死，僅僅在二〇一六年就有約六萬四千人死於藥物過量。[4]我們已經採取應對措施，但仍不足以遏止藥物成癮的問題。在這種情況下，我們捫心自問，是否真有從群體的角度盡力處理這個難題？就像付出一切代價幫助成癮的朋友或愛人那樣？

我們當然知道答案，否則受毒癮折磨或死於毒癮的人就不會這麼多。所以，我們很難滿足眾多人的需求，不是因為冷酷無情，而是因為人的心理機制使然。心理學和神經科學的研究顯示，人類的認知功能由兩種系統所組成：經驗系統和分析系統。[5]當我們目睹某個人的痛苦時（譬如心愛的人遭受毒癮的侵害），經驗系統就會觸發慈悲心，驅使我們去幫助眼前的人。

另一方面，當我們考慮到群體（也就是「眾多人」）時，起作用的則是分析系統。當我們想到抽象的人口數據，同理心就會減弱，只會當成統計資料，而不是一大群有血有肉的人，也就不大可能採取行動來幫助他們。我們也許會幫助街上的遊民，但對於世上數十億的貧困人口，就無法展現一樣的慈悲心。神經科學家證明，這似乎是人類天性的基本特性（不過史巴克是來自瓦肯星的外星人，從來不需要反抗這種天性）。

我們傾向與真實的個體產生連結，而不是對一大群人有感情。人性決定了我們關注的焦點，也改變我們分配資源的方式，最終影響到所有人的福祉。我們只對個人有感情，並認為應該把錢花在對他健康最有益的事物，也就是看醫生和吃藥。但整體的健康並沒有真的改善。我們不再把經費用於改善社會、經濟和環境因素，人群的健康便不斷惡化下去。

方向錯誤的健康政策

美國在健康方面的支出比世界上任何國家都還要多，[6]但經費卻沒有放在社福領域，無法打造社會的健康基礎。[7]不意外地，二〇一五年美國的人民平均壽命只有七十九點三歲，在全球國家的平均壽命排名中，僅位居第三十一名（在哥斯大黎加與古巴之間）。[8]為什麼我們花了那麼多錢卻成效不彰？因為沒有花在正確的地方。

美國有大約百分之九十的健康支出，用在看醫生和拿藥等醫療服務上，但它對整體的健康影響有限，占比只有百分之六。其他影響健康的因素包括：基因（百分之二十）；社會、經濟與環境條件（百分之二十二）；健康行為（百分之三十七）；以及所有這些因素的交互作用（百分之十五）。我們投資大量金錢卻沒有改善的健康，要歸因於醫療衛生的資源分配不均。社會價值因此失衡，醫療服務變成一種高價商品，人人競相找尋名醫良藥。藥廠所開發的藥物，越來越少人能負擔得起，而影響層面更廣的社會決定因素，卻被大眾放在一邊。越來越多人生病，能夠康復的人也越來越少。

與其他國家相比，美國的健康水準仍然很平庸。像我們這樣富裕的國家，很多領域卻意外地成果不佳。美國產婦的死亡率從一九九〇年以來增加了一倍以上，遠遠高於經濟水平與我們接近的國家。在二〇一三年，每十萬名順利產下嬰兒（活產）的婦女中，就有二十八人死亡，而加拿大的數字不到我們的一半，每十萬活產婦女約有十一人死亡。[9]這些資料顯示，我們目前的健康對策從根本上來說是錯誤的。但是這些都是統計資料，而不是個人故事或者身邊朋友的生活經歷，所以我們無法確實理解這些數字所代表的意義。換句話說，比起群體的健康，我們比較關注每天所見到的人是否活得好。在雷根時代之後，幾十年來，每當政府要刪減衛福相關的預算，都不會面臨太大的阻力，但個人投注在看病與吃藥的錢卻無止盡地提升。

在這個醫學迅速發展的時代，把健康當成個人問題，不去投資公共建設，的確是省時省力的做法。然而，醫學所顧及的範圍有限，人們被環境條件所影響，受傷生病後，醫學與藥物才能發揮作用。例如在二〇一五年，美國有超過一萬人死於與酒精相關的駕駛事故。[10]在美國所有與交通相關的死亡人數中，酒精導致的死亡人數大約占百分之二十九。不管我們自己有沒有喝酒，都有被酒駕司機撞到而死亡的風險。無論我們的藥物有多進步，這些事故還是會發生。

世人都是健康的共同體

為了實現健康環境、為最多人帶來最大的幸福，我們就必須改善結構性因素，才能減少這些事故。此外，整個社會花在健康環境的經費，要跟培養個人健康一樣多。我們必須去關注群體的健康，了解廣泛的社會、經濟和環境條件如何造成民眾的痛苦，並注入經費改善這些條件。這是為了所有人的利益，也是為了我們自己的福祉。擴大社會服務或是直接改變政策，都屬於這類型的投資。

例如，含氟飲用水被證實能夠強化牙齒，減少約百分之二十五的兒童和成人蛀牙。[11]因此，使用含氟飲用水的社區越多，牙齒健康的人就越多。改變目標，從個人健康轉移到眾多人的福祉，就能創造好環境，讓所有人的牙齒都更健康。

為了推動觀念上的轉變，我們需要不斷地提醒彼此，眾人就是健康共同體。簡而言之，我們需要慈悲心。之前討論到，慈悲心能讓我們發現，影響他人健康的條件，跟自己的健康也息息相關。因此也能體認到，當個人為眾多人犧牲自己的利益時，也是在改善自己的健康。眾人一同努力建設更健康的世界。

值得一提的是，根據《星際迷航記》的劇情設定，瓦肯人能夠透過心靈感應將自己的思想與他人的意識連結起來，這就是所謂的「心靈融合」（mind-meld）。[12]

在心靈融合的作用下，極度理性的瓦肯人更能深刻理解他人的感受和觀點。如此一來，他們在做決策時，就能考慮到與其他生物的關係，並選擇最明智的行動。當然，心靈融合是虛構的能力，但其運作方式很像現實中的慈悲心。它能幫助我們去理解他人的生活，更清楚自己的生活周遭有哪些條件會影響到健康。

《星際迷航記》影集的播出時間為一九六六年到一九六九年，很符合當時的社會氛圍。美國政府那時致力於改善大環境，包括修法、擬定制度來促進健康，同時間影集也在電視上播出。[13]政府的新作為包括推出「偉大社會」國家計畫。如同《星際迷航記》所傳達的星際平等主義，「偉大社會」也大膽地描繪出未來的美好願景。

我們在其他章節提到的改革措施，如醫療保險、民權法案、教育體系，或是更詳盡的交通安全法規，都有助於實現美好社會的願景，更接近從企業號艦橋上所看到的未來：人們關心共同的利益與價值觀，落實社會平等以及經濟正義。在未來，人類將創造新的世界、新宇宙，當中每個人都能獲得資源，以充分展現自己健康的一面。

第十五章——弱勢族群是社會進步的犧牲者

「在這個一年當中的節慶時期，史古基先生，」紳士拿起一支筆然後說道：「我們應該為窮人和赤貧的人提供一些食物，他們在這個時候是最難受的。成千上萬的人缺乏日常必需品；成千上萬的人缺乏舒適的一般生活。」

「難道我們沒有監獄嗎？」史古基問道。

「有很多監獄。」紳士說著，又放下了筆。

「工會的濟貧院呢？」史古基逼問：「它們還開著嗎？」

「它們還開著。不過，」紳士答道：「我還真希望它們關了。」

「那麼，用來強迫囚犯勞動的踏步機還在運作中嗎？為窮人提供工作的濟貧院還在經營嗎？」史古基問道。

「都在運作中，先生。」

「哦！從你一開始說的話聽起來，我還擔心發生了什麼事，阻礙了這些有益的事業，」史古基說：「我很高興聽到你說沒事。」

「在大家的印象中，窮人們幾乎沒有體會過基督徒在精神或身體上的快樂，」紳士回答說：「所以我們一些人正在努力募集資金，為窮人買些酒和肉，還有能讓他們感到溫暖的東西。跟其他時候相比，這個時節人們總在慶祝大豐收，也渴望得到禮物。那麼你想要送些什麼呢？」

「沒什麼！」史古基回答。

「你想匿名捐贈？」

「希望請你別來打擾我，」史古基說：「既然你問我有什麼願望，先生，這就是我的回答。我在聖誕節從未感到快樂，也花不起錢讓無所事事的人快樂。我支持剛剛提到的那些機構——它們所花費的錢已經夠多了。窮人都應該去那裡。」

「很多人無法去那裡；也很多人寧願一死。」

「如果他們寧願一死，」史古基說：「那最好動作快一點，還可以解決人口過剩的問題。」

——《小氣財神》1

從各方面來看，作家狄更斯筆下的史古基，就是個典型的自我中心人物，一言一行都令人討厭。在故事開始的時候，他充滿仇恨也缺乏愛，唯一關心的事似乎只是累積更多財富，大部分時間都待在他那陰暗的會計室裡頭。他對他人唯一的興趣，就是對方是否能幫他賺更多錢。為了達到這個目的，他壓榨員工，強迫可憐又勞累的克拉基特在寒冷中勞動。史古基還不願意打開暖氣，這樣就不需要額外花錢買煤炭。從故事中我們發現，他在過去錯失一系列的機會，導致他無法成為更有慈悲心、更謙卑的人。

這些因素都影響了史古基的政治觀，進而影響了其他人的健康。史古基關心他繳納的稅金去了哪裡，尤其關心是否有補助那些勞動機構；那些社會邊緣人最好做到死，才不會浪費他的稅金。這些機構是工業革命的產物，造成城市人口激增，也帶來許多社會和經濟困境，譬如無所不在的貧窮和勞工剝削問題。狄更斯之所以會寫下《小氣財神》，是因為那個時代的勞工處境令他感到痛心。[2]

史古基支持的那種政治觀點，到現在還沒消失。還是有許多人寧願懲罰窮人而不是伸出援手。今日在討論社會議題時，還是有人主張，政府應該刪減社福領域的預算，廢除讓富人多繳稅的累進稅率，取消補助窮人的勞動所得扣抵制，並強制要求納入聯邦醫療補助的受益人必須有工作。[3]就像在狄更斯的故事中，史古基婉轉地表達要「殺死窮人」；今日這些政策根本就是為了破壞弱勢群體的健康，以「解決人口過剩問題」。就算國家提供的安全網漏洞百出，卻是弱勢群體的唯一依靠。

社會有責任照顧最弱小的人

工業革命帶給人類帶來許多健康威脅，但也帶來了希望。我們因此有更好的生產技術，進而改善了社會、經濟和環境條件，比如更好的衛生系統、更多的營養食物和更高的生活水準。[4]加總起來看，這些改變有助於促進整體社會的健康以及維持人口成長，平均壽命也顯著提高了。[5]一八四一年，英格蘭和威爾斯男性的平均壽命為四十歲，女性為四十二歲；到了一九〇一年，這個比例上升至男性四十八歲，女性五十二歲。

雖然整體健康狀況有改善，仍然有一些人社經條件低落，未能分享到眾多人所享有的好處。這些窮人過勞又疾病纏身，其處境也被社會大眾忽視。今天，社會階層更加分化，造成健康上的不平等，很多人的福祉受到結構性因素威脅，跟十九世紀人們遇到的問題非常相似。

在社會進步過程中，有些人一定得落入不平等和被邊緣化的困境嗎？大家只記得狄更斯是著名的小說家，卻忘了他對公共衛生和工人權利的重視，以及點出工業革命時代的問題。對他來說，社會有責任照顧最脆弱的成員。他筆下的人物經常是被邊緣化的少數人，其困境被眾多人所忽視。他經常在作品中表達他的想法和擔憂，最具代表性的就是《小氣財神》。以史古基員工的兒子小提姆為例，他正是在繁榮工業社會中最容易被忽視的人。[6]

小提姆出生在一個貧窮家庭，個頭矮小又體弱多病，身上還有殘疾，需要支撐拐杖才能活動。書中的角色「現在的聖誕精靈」說道，小提姆就是典型的「過剩人口」，史古基才對他非常冷漠。[7]小提姆被自己所屬的社會排擠，不過在小說中，他並沒有被邊緣化。狄更斯以小提姆作為故事的情感核心。面對小男孩脆弱的身體，史古基在精神上面臨考驗，故事的重點在於，史古基是否能做出道德抉擇。他最終改變主意，心靈上也得到滿足。

在結尾最後幾行，作者告訴我們，從前的守財奴變成了小提姆的「第二個父親」。小提姆仍有健康問題，但在史古基的照顧下，至少活了下來。在這個令人欣慰的結局中，狄更斯告訴我們要「幫助少數人」，別把他們當作「過剩人口」。他認為，在科技推進我們向前之時，就算經濟起飛，但如果我們不能照顧好最脆弱的人，那就不是理想的社會。

被邊緣化的弱勢族群越來越多，就是進步的代價

工業革命已成歷史，但當前的社會發展日新月異，絲毫不亞於狄更斯的時代。二十一世紀數位革命所帶來的科技進步改變了世界，就像十九世紀蒸汽機和煤炭的發展改變了世界一樣。全球化讓世界更加緊密地連結在一起，也將人的命運和健康連結到共同的社會、經濟和環境條件。

數位革命大大改變了我們吸收資訊的方式，自印刷機發明以來前所未見。生活品質提高、貧困人口減少、有更多疫苗能預防嚴重疾病、更多人懂得避孕、糧食大多充足、兒童死亡率下降以及衛生條件改善，世界因此變得更乾淨和更健康。工業革命提高了生活水準，而我們這個時代的各種變革，改善了全人類的健康。[8]

但是，工業革命沒有讓所有人受益，今日也有同樣的問題。整體的健康狀況有

所改善，但許多地區的人健康狀況仍普遍不佳。雖說時代進步了，但是戰爭、社會與經濟的不平等以及污名化等問題卻仍然阻礙很多人的發展機會。

在美國，隨著社會與經濟發展，有越來越多人被邊緣化，甚至可說前者導致後者發生。美國黑人長期被剝奪各方面的公民權利。從歷史的角度來看，雖然奴隸制在過去帶來了大量的勞動力和資本，但也直接造成黑人現今的弱勢地位。美國能迅速崛起，成為全球經濟霸主，奴隸制扮演了關鍵的推手角色。然而，它也殘酷地讓好幾代的黑人受到箝制，整個群族被邊緣化，變成難解的大問題。

美國黑人持續邊緣化，這現象提醒了我們，多數人的成功是基於少數人受到殘酷的對待。美國的勞動階級也面臨同樣的困境，許多白人勞工也都處於劣勢。在經濟多樣化以及去工業化潮流下，政府放寬國外資金、工廠外移，導致勞工長年失業、健康狀況不佳。[9]從他們的困境，我們了解到，對總體來說好的事情（例如經濟成長和全球貿易）卻會加劇社會不平等，也會造成二十一世紀的「過剩人口」。[10]

同時，我們必須承認，當前受到最大衝擊的「少數人」其實並不少。在社會和經濟上被邊緣化的，不只是那些衣衫襤褸、露宿街頭的「窮人」。他們確實存在，也需要我們的慈悲心和幫助。但是，還有一種更具代表性的「窮人」，就是跟你我一樣，每天在生活中掙扎，以取得收支平衡的老百姓。

美國家庭平均人口為二點五人，平均年收入約為五萬美元。以這種規模的家庭來說，這個收入完全無法維持收支平衡。[11][12] 正因如此，在討論社會階層以及連帶的健康不平等時，使用「窮人」這個詞可能會適得其反。我們可以改稱這些人為「弱勢」，但並非因為他們在人口上占少數，而是社會分化越來越嚴重，他們的健康很容易出問題。

事實上，如果史古基活在二十一世紀，那他所貶低的窮光蛋，至少會占百分之五十的人口。被邊緣的弱勢人口越來越多，就連社會大眾都感受到類似的困境，生活各方面都覺得處於劣勢。比起收入占全國前面一半的人，另一半美國人的健康都大有問題。當今社會，收入與健康的關係比十年前還要明顯：美國最富有的百分之一家庭，擁有全國約百分之四十的財富；最富有的百分之二十家庭，擁有約百分之九十的財富。[13][14]

代罪羔羊終將成為所有人的負擔

對弱勢群體來說，數位革命所造成的健康問題，跟工業革命非常類似。因此，社會進步是否必定伴隨嚴重的社會不平等，讓某些人陷入困境？在考慮這個問題時，值得提到一個熟悉的詞彙：「代罪羔羊」。[15]

根據《聖經》的記載，有位大祭司象徵性地把某個部落的罪衍放到了一隻山羊的頭上，然後放生牠，讓牠餘生只能在荒野中遊蕩。這隻山羊象徵無辜的弱勢群體，被迫承受殘酷且孤獨的命運。這個寓言有助於理解社會的問題，我們總以為犧牲小眾，就可以讓人眾過得更好。弱勢的人因此被放逐到社會邊緣，命運取決於只保障眾多人健康的各項因素。他們的健康況狀不佳，又要承受污名，就等於被當作代罪羔羊。我們不想改善他們的處境，還找理由來減少相關政策和投資，怪罪他們應該為自己的疾病負責。

跟古人相比，現代人在尋找代罪羔羊時，還有一項關鍵特色：我們不會只傷害一隻山羊。不過，那些被當作代罪羔羊的人，被迫過著不健康的生活，終究有天會變成我們的負擔。一般而言，社會上發生大規模的健康問題時，邊緣的人最先會感受到威脅，其次才輪到有特權的群體。

以氣候變遷為例，它對經濟上的弱勢人口威脅特別大：南亞的居民大多生活在容易發生水災的沿海地區。[16]城市化更放大經濟不平等的效應，越來越多窮人居住在危機四伏的地區，只有富人才負擔起住在安全地區。只有經濟上的弱勢群體才必須面對這雙重危險，不僅被丟到社會上危險的地帶，而且隨著氣候變遷的頻率增高和強度加劇，也被推到極端氣候事件的最前線。[17]

在二〇一七年，大西洋颶風在波多黎各和加勒比海島嶼造成重大災害，研究人員發現，社會和經濟問題比較多的島嶼，災情比較嚴重，也連帶對居民產生長期的身心健康問題。[18]沒有資源能躲避颶風，就只能毫無防備地接受天災的重大侵襲。當地居民最有可能出現的心理問題包括創傷後壓力症候群。

在氣候變遷影響下，就算位於前線的弱勢人口不多，其他人也躲不掉威脅。各種會影響健康的因素環環相扣，所以氣候變遷是整個地球的生存危機。當前許多人都會直接受到氣候影響，卻不在乎自己的健康。孟加拉、尼泊爾和印度的人民正在受苦，要等到全世界的人都發覺問題的嚴重性，就大禍臨頭了。

我們得設法利用現有的人口移動趨勢，在人們往都市集中的過程中，來創造更安全、更有韌性的城市。同時，我們還得處理經濟不平等的問題，讓窮人在經濟發展的過程中也能改善境況。氣候變遷是全球威脅，也是一個機會，讓我們共同努力幫助弱勢群體。

讓高牆倒下

不過，目前為止我們面對這個情況都是採取另一個做法，就是築起一道高牆，待在自己的舒適圈，而不去看他人的痛苦。這麼一來，我們就會誤以為，他人的遭遇與自己的健康毫無關係。這種想法大錯特錯，甚至很危險。政治人物用這種不符合現實的論調來分散大眾的注意力，因此沒有做好必要的準備來長期維護健康的環境。

少數人的健康問題只是序曲，眾多人在未來也要面臨同樣的命運。歷史一再證明，無論是傳染病、暴力事件還是其他威脅，一開始都是少數群體先受害，最終再影響到所有人。除非人人都施打疫苗，否則就無法阻止疾病傳染。犯罪事件不可能只發生在某個街區或社區，整個社會的治安會越來越壞，最終一定會威脅到所有人的健康。有些人以為，少數人的問題不會影響到眾多人的長期健康，但本書提到的各種困境，都在戳破這種錯覺。

我們應該改善弱勢群體的處境，但不光只是就長遠來看對自己有利，甚至那也不是主要原因。在《小氣財神》的結尾，史古基之所以關心小提姆，並不是因為他知道到這麼做能改善自己的健康或經濟情況。在故事中，過去、現在和未來的聖誕精靈喚醒了他的慈悲心，並向他說明，他的所做所為其實與他人的福祉緊密相連。史古基發現自己是各種社會條件的受益者，他看到自己有能力幫助那些不那麼幸運的人。他還了解到，如果沒有將自己的好運傳給他人，生活會非常枯燥乏味。

二〇一六年的時候，我和同事安那斯（George Annas）在《美國醫學會期刊》（*Journal of the American Medical Association*）上發表了一篇文章，提及到人權的道德框架。我們是以《世界人權宣言》的描述來定義人權。[19]

我們當時寫道：「人權不僅包括所有人的『健康權』，政府也受到規範，要履行一系列的義務，『尊重、保護和履行』人民權利。其目的在於推動社會正義，直接改善所有人的健康。」這段敘述表明，我們有義務照顧被邊緣化的群體，因為社會和經濟弱勢嚴重影響了他們的健康。正如自由權一樣，健康確實是一項人權，剝奪任何人或全體的健康，就是侵害基本權利。換句話說，健康權不能被挑戰。

既然如此，我們就必須推動社會正義，以維護健康權；之後的章節中會更詳細討論這一點。在目前的情況下，要實現正義，就要採取行動在社會與政治層面上改革問題，好讓人們更公平地取得健康所需的資源，受苦的少數人進而能獲得幫助。但僅僅「創造公平的競爭環境」或者提倡「人人都有健康權」卻並不足夠。我們也必須承認，有些人生來健康狀態就處於劣勢，所以我們必須隨時察覺道德議題，並採取行動。

第十六章——健康是一種公共財

有座公園位於繁華城市的中心。大多數時候，公園裡到處都是人。能在城市裡看到花草和樹木，而不只是單調的人行道或櫛比鱗次的摩天大樓，居民們都心懷感激。夏天的時候，公園裡擠滿了正在度假的學生，三五成群在草地上和岩石邊野餐。秋天時樹葉的顏色變了，秋風把色彩灑落在山丘和小徑上。到了冬天，公園看起來最像它所處的城市——冷淡、簡潔，有時令人望而生畏。但是春天彌補了這一切，新的生命從土壤中鑽了出來，接受人們的歡呼。這時，大家終於能毫不猶豫拋下冬天的大衣。

這座公園興建於一九三〇年代，建造者認為，應該在城市找出綠地，讓市民放鬆和運動。公園由政府出錢興建，後續以市民稅收和私人捐款來維持運作。過去這麼多年來，幾乎沒有人反對這樣的運作方式。大多數人都認為，只要對眾人有益的事情，就應該全體無異議支持。

有天出現一位政治人物，對這個觀點提出質疑。她想要擔任市長，所以需要一個議題來吸引大家關注，炒熱她的競選活動，於是她打算要推動公園私有化。她認為，用稅收來維持這個空間，會給民眾帶來多餘的負擔，因為他們的投資幾乎沒有得到什麼回報。不公平之處在於，許多人從未踏入過公園，但仍然得納稅維護它的運作。

她堅持認為，最保險的做法就是，每個人想要使用公園才付費。她提議將公園分割為更小的單位，讓每位市民都可以購買一小塊公園地。付得多的人會獲得更大塊的土地，付得少的人獲得的土地持分較少。這就是簡單而公平的分配方式。

令人難以置信的是，這個政策獲得了空前的成功。人們開始質疑，為何過去得全體一起維護公園用地，搞不好在公園中擁有一塊自己的土地是個好主意。因此，他們把票投給這位候選人，期待她能兌現承諾競選承諾。

這位候選人上臺後，就開始分配土地。問題是這個公園不夠大，每一位市民能買到的土地都小得可憐。付最多錢的人只能得到一塊約門墊大小的土地，而付最少錢的人只能得到比郵票稍大一點的土地。結果證明，這位市長的計畫相當愚蠢。事實擺在眼前，但市長辯稱，這個計畫從一開始就只具有象徵性的意義，是為了抵擋社會主義入侵，並捍衛了個人自由和財產權。

這麼小塊的土地買來毫無用處，整體代價又很高，畢竟城市損失了一座公園。雖說如此，但人們不願意讓別人進入他們所擁有的空間。有些土地所有權人達成協議，合併土地以供公眾使用，但只湊得出大約二十多份土地，連當作露營地都不夠。不久之後，市民開始爭吵，還引發暴力衝突，最終政府只好在公園部署大量警力。大約一年後，人們放棄了一切的爭端，乾脆讓公園荒廢下去。

這個故事荒謬卻又令人感到熟悉。可笑之處在於，政府分割公園並讓市民各自付費認領，對任何人都沒有好處。實際上，就連市長也很快發現，全體再也不能享受公園原有的價值。我們對這故事不陌生，因為此計畫背後所依據的原則，美國人也拿來處理健康問題，也就是將公共財當作商品。貫穿本書的核心問題也在此：美國人慢慢地將健康視為可交易或可出售的商品，看看不斷增加的醫藥支出便可得知一二。

我們總是假設，花在醫療上的錢，一定可以取得等比例的效果，就像投資房地產或股票那樣，會有預期的回報。不少人以為這很合理，但事實證明，後果與分隔公園的效應非常相似。比起畸零的土地，原有的一整片土地更有使用價值，健康商品化之後，也導致所有人不再那麼健康。美國人不斷增加龐大的醫療投資，卻一再忽略對健康更重要的社會、經濟和環境條件。與其他西方國家相比，美國人的健康情況不算良好。仔細探討這個現象，會發現真的很荒謬。

再想想蘇菲亞的案例。她的生活環境那麼糟糕，導致許多健康問題，有任何藥物能扭轉這一切嗎？她在不安全的環境下成長，就算是最好的醫療照護計畫，也不能改變這事實。若蘇菲亞想要保持健康，就必須獲得相關的資源，例如金錢、高品質教育以及和更安全的生活環境。我們也一樣，個人健康並不取決於買了哪些藥物，而是整個社會要共同投資健康資源，並盡可能讓越多人取得。

健康是眾人皆可取用的公共財

確保每個人都能獲得資源，才能創造健康的世界。因此我們不該把健康視為可購買的商品，而是當成一種公共財。公共財是任何人都可以取用的資源，而且沒有排擠作用，人人都有份。[1]公共財也包括服務，或是任何其他不會因多人使用而耗盡的共有資源，包括乾淨的空氣、國防安全、高速公路和公共圖書館。經濟學家提到，這些好處沒有限制取得身分，也不需跟他人爭奪。

簡單來說，無論何時、任何身分的人使用了公共財，都不會減損或干擾任何其他人取用的權利。就像我呼吸到的乾淨空氣，你也能享用；每個人都能使用高速公路。值得注意的是，公共財的經費來源通常為公共資金，這樣既公平又有實用價值。整個社會一起出錢，每個人所付出的代價就可以降低，還有餘裕繼續投資其他能促進社會福祉的資源。

從定義上來說，公共財的對立面是可交易的私有財，可購買、可消費且數量有限。一個人消費某項私有財，其他人消費的機會就會減少，所以市場的基本特徵就是排他性和相互競爭。[2]正因為有公共財和私有財的性質不同，所以我們不應該用購買能力來決定誰能取得資源。畢竟，有些好東西值得我們集體支持，因為它們有益於整個社會，還能豐富我們的生活、改善我們的健康。

透過公園的故事，我們看到公共財和私有財的區別，所以為了整體的利益，政府一定得將某些資源指定為公共財。公園是當地社區的樞紐，強化了人際關係，經常到訪的居民便能聯絡感情。就算是自己一人去公園活動筋骨，培養健康的身體，也能在此公共空間中獲得人際連結。

市長的公園私有化計畫執行後，原本人人可取用的非排他性資源，變成數量有限的商品。名義上說是為了捍衛個人自由，但實際上卻消滅了公園的實用價值。更糟的是，它破壞了公園所凝聚的社區意識，全體居民蒙受損失。市長把非競爭性的公共財變成市場商品，將公園劃分成私人領土，完全不利於公眾合作和社會連結。

健康確實就是一種公共財。首先，它是一種非排他性和非競爭性的資源。無論我變得多健康，都不會影響到你的健康狀況。本書所討論的各種健康條件，都具有這種特徵。如果沒有乾淨的空氣和水、安全的社區、高品質的教育以及其他類似的公共財，那麼我們就沒有健康可言。就像健康一樣，這些資源不會因人們的使用而減少。若能好好維護下去，它們的價值就會呈指數成長。

「個人健康」凌駕於「全民健康」的價值觀

從美國歷史來看，政府與民間都允諾從各方面去提供公共財，並努力推動進步而有益的措施，包括成立環保署、通過民權法案以及廣設公立學校。不過，私有化的支持者也不斷從法律上試圖反制。他們有時是為了短期的政治利益，有時則是為了全面改變局勢。

由此可知，美國人並沒有把健康當作公共財的核心目標。每一種公共財分屬不同的領域，不同黨派的人看法不一致，必定會有爭議。到最後，美國公共財的項目就越來越少，也越來越脆弱。直到現在，美國人還在爭論是否要把健康列入值得推動的公共財。我們一直猶豫不決，其實相當獨特。許多國家都已將健康視為全國認同的核心價值，同時以改善環境條件、促進全民健康而自豪。

例如長期以來，加拿大人都自豪於他們的全民醫療照護制度，認為它是最有價值的公共措施。[3]這一點在二〇〇四年的民意調查中得到驗證。訪問者問到，誰是有史以來最偉大的加拿大人，受訪的國民都認為是薩斯克其萬省（Saskatchewan）的前省長道格拉斯（Tommy Douglas），他是公認的加拿大全民醫療保險之父。

在美國，我們對健康的態度就沒有這麼明確。一方面我們非常重視個人健康，在醫療支出的花費上屢創新高。另一方面，是否要實行全民醫療健保、是否要改善影響健康的條件，美國人的立場非常分歧，尤其會擔心妨礙個人自由。雖然這章開頭的故事是虛構的，但市長大聲疾呼的那句話「防止社會主義入侵」，實際上有許多美國政治人物都會講。這些政客反對用全體的經費來改善眾人的健康，經常找機會抹黑、詆毀相關政策。這種政治上的謾罵是為了分散大眾的焦點，而不去集中討論此關鍵問題：我們是否認為健康是一項公共財，值得進行公共投資？從某種意義上說，我們到目前為止都沒有真正回答這個問題。因此，美國人討論健康議題前沒有共識，就像基督教說的「原罪」一樣，不斷阻礙往後的進展。

從美國歷史來看，公共財的基礎非常脆弱，因為有許多政客為了一己之利或一時的政治考量，而損害公共利益，他們不旦反對特定的政策（譬如醫療照護），也會指責環保署等機關扼殺企業發展。但是，當我們把全體健康當成核心價值，納入公共財，公共利益就會更加穩固。

的確，從歷來的美國公共辯論過程，我們發現，原來建立一項價值比擬定一套政策要難得多。那些想要瓦解健康福利結構的人，反而常常訴諸於各種價值，所以能成功說服大眾。而我們之所以失敗，是因為在追求人民福祉時本末倒置。我們要推行政策改善健康，但卻沒有做出承諾，把健康視為社會的核心價值或公共財，也沒有將它視為值得實現的最終目標。相反地，我們所擬定的政策零散又沒有中心價值，又認為健康只是附帶的好處，而不是必須實現的目標。

第十七章——沒有社會正義，就沒有全民健康

二〇一六年，運動賭博應用程式「Kwiff」發布了一則廣告，它掌握了一項核心事實，足以呈現影響社會和健康的因素。[1]在這則廣告中，一座英式酒吧被一堵透明的薄牆隔成兩半。兩邊都有人聚集，他們隔著牆互相揮手微笑，一邊飲酒一邊觀看足球比賽，享受周遭開心的氣氛。突然間，警報聲大響。在牆的一邊，一臺機器將紙鈔灑向空中，熱情的顧客便爭相搶奪。另一邊的人卻什麼也沒得到。他們心情沮喪，默默看著那些更幸運的人。然後廣告裡出現了一句話：「要在不公平的局勢中選對邊。」這是在暗示，此應用程式可以提高玩家贏錢的機率。

「公平」指的是「以平等或正確合理的方式對待他人」。[2]我們也都知道，這個世界不公之處多如牛毛。Kwiff的廣告雖然有些誇張，但卻恰好反映了這個日益不平等的真實社會，一頭是充滿優勢的勝利組，另一頭是無法翻身的失敗組。資源掌

握在少數人手裡，其他人只能眼睜睜地看著社會變得不公不義。數百萬人面臨同樣的艱困處境，身分被污名化、經濟處於劣勢並受到種族歧視，生命和健康深受危害。他們受困於環境與生活條件，一輩子都處於劣勢，還要跟不公平的處境搏鬥。相比之下，有人無需努力就占盡優勢，享受過於舒適的生活環境，就像廣告所說，他們「在不公平的局勢中選對邊」。當然，社會不是單純只有富人跟窮人。嚴格說來，每個人在某一方面都會處於優勢，也會有劣勢之處。財富、家族影響力、穩定的家庭生活、關係緊密的社群、高品質的教育機會，這些都是資源，能讓人們在不公平的世界中「選對邊」。

在不公平的世界裡，會站在正確或錯誤的一方，都取決於社會因素，也就是能否創造健康的成因。健康狀況不佳，往往是不公平的處境所造成。它所造成的負面效應，會不成比例地傷害特定群體，導致整體的健康不平等。例如，依照種族主義原則所擬定的居住政策，在終止之後仍不斷產生作用，因此，許多非裔美國人住的都是社經條件差、貧窮的地區。此外，同工不同酬，女性的薪資只有男性同事的百分之八十二，這不僅影響她們的收入，也造成健康問題。[3]在氣候變遷下，處於經濟邊緣地位的居民會受到更大的威脅。

以上這些不公平的現象很普遍，但令人驚訝的是，大多人都不大知道它們對健康所造成的影響。在二〇一〇年，研究人員訪談了三千一百五十九名美國成年人。他們發現，只有百分之五十九的人意識到，黑人和拉丁裔美國人的種族與族群困境，會影響他們的健康狀況。接著，在接受訪談的黑人中，有百分之八十九的受訪者發現，美國黑人和白人的健康狀況不同；但只有百分之五十五的白人受訪者發現這一事實。

還有，不同族群面對愛滋病的風險也不盡公平：比起白人，黑人和拉丁裔美國人患病風險更高。[56]然而，只有百分之五十四的黑人意識到黑人和白人之間有這方面的差異。拉丁裔則只有百分之二十一意識到自己患病風險比白人高。

正義比公平更重要

在追求公平的過程中，我們會走向一個更根本的目標：正義。兩個概念彼此有緊密的連結，甚至經常互換，但最終目標上有個重大差異：追求公平，是在現有的社會框架內實現平等；但要實現正義，就要找出不平等的根源，並試圖修正它。強調公平的人會認為，在Kiff廣告中，薄牆兩邊的人應該得到一樣多的錢。但重視正義的人不在乎兩邊誰收到多少錢，而是應該直接把牆拆掉。

同樣地，我們周遭的環境因素也是一道牆，區隔了健康狀況不同的人。這道牆也許是種族主義、性別歧視、恐同以及經濟不平等，全部都會讓人們處於孤立、無知、易受傷害的狀態。每一道牆也反映出了一種不正義，都與健康有密不可分的關係。如果世界是公平的，那麼每個人都能獲取所需的資源，抵消那些困境所帶來的負面影響。然而，在一個正義的世界裡，這些困境一開始就不會存在。在公平原則下，成員只要不偏不倚、遵守遊戲規則就可以；但根據正義原則，若無法滿足每個人的利益，就要必要重新擬定遊戲規則。於是，創造更健康的世界，意味著打造更正義的社會結構，並進而塑造影響健康的條件。換句話說，沒有正義這項核心目標，我們就無法有效地追求健康。

從美國過去的奴隸制，我們可以看到社會是多麼不公平，又多麼需要實現正義。而且，奴隸制度已經夠可怕，每位奴隸的遭遇還大不相同，談不上公平。[7] 有些奴隸會在室內工作，有一些奴隸則被趕到田裡工作。有些奴隸會留在家族親人身邊，但還有更多人被迫與親人分開，賣到新的主人那裡。[8] 有些奴隸在主人死後可獲得自由，而有一些奴隸則會繼續被奴役。

既然奴隸制內部有種不公平的現象，想必一些自詡有道德感的美國人會主張，那就改以「更公平」的方式來對待奴隸。他們目睹黑人遭受非人道、恐怖的虐待，以為支持這樣的改革就可以減輕罪惡感。前總統湯瑪斯・傑佛遜寫道：「我的首要願望就是，每個勞工都要得到合理的對待。」[9]他認為奴隸制「毫無道德可言」，並承認它的根源是人性的墮落。[10]

話雖如此，傑佛遜本身是個奴隸主，顯然不願意放棄這些私有勞動力所帶來的經濟收益。他試圖創造一個「更公平」的制度，來證明自己的主張與原來奴隸制之間的差異。在他的設想中，雇主不能任意體罰奴隸，還要提供經濟誘因，鼓勵奴隸提高工作效率。然而，奴隸會遭受不公平的待遇，根源是出於不正義的奴隸制本身。體制內的改革無論多公平，都於事無補。只要不正義的制度存在，就不可能有真正的改革，不公平的情況也不可能逐步減少，畢竟底下還有更大的結構性問題。

同樣的道理，從許多層面來看，公平的條件也不能實現全體健康。畢竟結構內有許多有害又根深蒂固的因素，想討論健康，就無法避免不去提及它們。數百萬人身處的社會是否公平，都取決於本書所討論的環境條件，如果不去處理，就無法找到改善健康的解決之道。

我們在討論影響健康的有利與不利因素時，會不斷以奴隸制為例，並非巧合。雖然它在一百五十多年前就廢除了，但它造成太多不正義的狀況，影響久遠又深入社會，直接導致有色人種被污名化、受到種族歧視以及處於經濟弱勢。這些因素至今仍然傷害著全體國民的健康。當代還有許多類似的不正義制度，從社會最深層的結構破壞環境與全民的健康。一個不正義的社會，形塑健康的有利條件會不斷減少，造成深遠的後果，影響後世人的命運。

因此，前面幾章所蘊含的道理，在本章就可以說得更直接：沒有社會正義，就沒有全民健康。況且，如果不推動正義，恐怕連基本的社會公平都保不住。以正義為根本，社會才會變得越來越公平。

全民醫療照護並非最終的目標

往好處想，美國的奴隸制已成為歷史。但是當今仍然有許多不正義的情況，會威脅到我們和後世人的健康。它們存在於社會的深層結構之中，許多人會受到嚴重傷害，但也有少數人倖免於難。除了氣候暖化、經濟不平等以及多元性別族群被邊緣化的問題外，有一些疾病明明可預防，卻因為不利的社會、經濟和環境條件而無法消滅，以上都是不正義的情況。我們在討論健康時經常只提到看醫生、吃藥和改變生活方式，卻忽略了正義也是改善健康的必要條件。

二〇一六年的美國總統大選期間，民眾特別喜歡以正義作為檢驗候選人的標準。希拉蕊．克林頓和伯尼．桑德斯的政見都強調，政府得創造更重視正義的經濟制度，不再因種族、性別或性取向而邊緣化某些群體。川普所傳達的競選訊息雖然充滿民粹主義，但也表示，政府有必要修正經濟制度，去除結構中深根蒂固的不正義成分。不過，他沒有特別強調正義的價值，只想維持法律上的正義。

川普當選之後，眾多進步人士更加強呼籲，要改革社會和實現經濟正義，當中涉及許多領域，包括醫療照護、槍枝安全以及移民問題。然而，他們沒有強調健康因素，因此無法整合所有訴諸正義的改革運動。只要努力改善居住地的社會、經濟、政治和環境條件，創造更正義的社會，最終就能改善全體的健康。

二〇一六年之後，各派進步人士才覺醒並注入新能量，但唯一與健康議題相關的訴求，只有努力維護並擴大全民醫療照護制度。這點絲毫不令人感到意外，但方向也過於侷限。醫療照護的確很重要，生病時才有辦法治癒，但這只是其中一種構成健康的條件。因此，全民醫療照護制度所實現的是社會公平，而不是正義。

在這個疾病大國推動照顧制度時，應該要先分清楚這兩個概念。醫療照護是確保我們在生病時獲得適當的治療，它有助於彌補不公平的現況，缺乏社會資源的人才有機會改善健康。但是它無法修正不正義的體系，好讓所有人獲得平等的資源。這才是問題的根本解決之道，而醫療只能提供一部分的解決方案。

實現社會和經濟正義後，才促成全民健康。要有完整的體系，才能創造健康。它能為所有人創造機會，生活不受限於致病的環境條件。為了維持健康，我們一定得同時實現公平與正義。追求品質良好、人人可得的醫療資源時，也要一同改善廣大的結構性因素，才有助於促進人民福祉。

醫療照護可以暫時解除我們的病情，但這時還談不上健康。健康的真正意義在於：生活在良好的生活環境中，不會被無形的牆隔離。在好的生活環境下，從出生到死亡那天，我們都能保持良好的狀態。若要拆除這些牆，就必須先移除製造牆的材料：不公平和不正義的社會條件，它們也是導致人民健康問題的核心因素。

第十八章——長久的快樂才是健康之道

二〇一八年，蓋洛普公司發布一項民意調查。他們列出美國當前的一系列問題，然後根據民眾的憂心程度進行排名。[1]名列其中的包括「犯罪和暴力」、「聯邦支出和預算赤字」以及「槍枝氾濫」。但人民最擔心的是，自己是否負擔的醫療照護以及是否容易取得。針對這個問題，百分之五十五的受訪者表示「非常擔心」，百分之二十三的受訪者則回答「相當擔心」。

這份調查的結果點出了美國醫療照護體系的問題，要說明清楚的話，可以寫成好幾本書。但有趣的是美國人對健康的態度。簡而言之，大多數美國人首先想到的是醫療照護，其次才是健康。比起罹患疾病，美國人更擔心是否能獲取藥物，所有的討論焦點都放在取得的方式。

美國人總是先想到治療，才考慮疾病的因素。從整體醫療支出就可看出，我們的文化只在意活得久，而不關心活得是否健康。二〇一四年，聯邦醫療保險的支出當中，最多錢都用在照護那一年就去世的人（每人超過三萬四千美元），而照顧其他投保人的花費卻少很多（每人約九千美元）。[2]

隨著美國人口老化，大部分的醫療照護支出，都只是在幫我們走向生命的盡頭，而這筆支出不斷地在攀升。從一九九六年到二〇一三年，每年的醫療照護支出從一兆兩千萬美元增加到兩兆一千萬美元，人口老化之後，整個支出成長百分之十一點六。[3]人口老化加速，顯示我們到老年時，都得花錢維持健康。但美國人現在的做法不同，幾乎不惜一切代價在延長壽命。

從許多方面來看，這樣的支出方式產生了一些效應。在美國，醫療支出方式對我們的老年生活帶來巨大的影響。全國花了這麼多醫藥費，只有七十五歲以上的老人受益，但其他各年齡層的健康狀況卻未改善。美國的老人可說是世界上最健康的。[4]這是件好事，畢竟二戰後的嬰兒潮世代即將步入垂暮之年。[5]

然而，這些醫療成果沒辦法擴散到其他年齡層或其他人口結構。原因有二：第一點，就算我們一廂情願，努力爭取要活得更久，也不可能無限期地延長下去。二〇一六年的一項研究發現，隨著人類壽命增長，會出現報酬遞減效應，通常在一百歲之後增長率會下降。[6]當前最精準的研究顯示，人類壽命的自然極限大約是一百一十五歲。[4]要想活到一百歲甚至一百一十五歲，代價通常很高，生活品質也不會好到哪裡。

第二點（也是最根本的一點）：活得久不代表活得健康。長壽只是數字上明顯，但健康的人生則是帶有豐富和愉快的經歷。因此，我們真的都想要長生不老嗎？

我們真正想要的是健康，活得久當然不是必要的。根據《世界衛生組織組織法》的定義，健康為「在身體、心理和社會擁有完整的福祉，而不僅僅是沒有疾病或病症」。[7]簡而言之，健康是滿足所有的福祉，而不僅僅是不惜一切代價去避免病痛。

追求愉悅，減少痛苦

雖然世界衛生組織將健康定義為「擁有完整的福祉」，但是我們對健康的理解卻是依照痛苦和快樂的比例。當然，每個人都希望兩者總和之後，快樂多於痛苦，這樣才能過得比較幸福。這種健康概念類似於遠古的陰陽思想，可以追溯到希臘的哲學家伊比鳩魯。他創立了自己的哲學體系，其基礎原則就是追求快樂並最小化痛苦。[8][9]但不可將這種哲學與享樂主義混為一談，後者認為最大化快樂才是最終價值。[10]

伊比鳩魯學派強調，秉持審慎的態度，追求愉悅時就會適可而止。理想的生活應該是避免痛苦，同時保有適度且持久的愉悅。友誼、社群和其他可以一生擁有的良善之事，就是愉悅的基礎。而促進愉悅的條件，就是這本書中所討論的健康條件，包括教育體系、安全的社區、乾淨的空氣、穩定的社會網絡以及足夠的收入。此外，社會也要一起投資，去創造健康的公共財。

享樂主義者追求的是稍縱即逝的愉悅。但只有實現健康條件，才能創造適當的環境，為人們帶來長久的愉悅，豐富整個生命，而不僅是獲得短暫的快樂。值得一提的是，伊比鳩魯區分了身體和精神上的愉悅和痛苦。根據他的哲學，身體上的愉悅和痛苦是奠基於「現在」；而精神上的愉悅和痛苦，根本上可以連結到「過去、現在或未來」。

據此，精神痛苦的主要來源是對未來的恐懼。所以若要減輕美國人的痛苦，關鍵在於減少或消除對未來的恐懼，進而培養出一種長期的愉悅感，讓生活更加豐富。我們擔心自己健康會出問題，所以對未來有許多恐懼。有鑑於此，我們必須先改善環境、實現福祉，創造出伊比鳩魯理想中的愉悅，並減少痛苦。打造更健康的社會後，人人才能活得更完整。

利用幸福計算法，打造全民健康

我們曾在第十四章提到邊沁。他強調，社會應該要遵循效益主義原則，將多數人的快樂最大化、痛苦最小化。同樣的道理，追求愉悅和避免痛苦也是人類最核心的生活原則。以這個根本原則為基礎來組織社會，就是效益主義的理想。他在《道德與立法原則概論》（*An Introduction to the Principles of Morals and Legislation*）一書中寫道：「在大自然的規律下，人類受制於兩大元素：痛苦和愉悅。只有這兩者才能成為行動的指引，決定我們的一舉一動。」[11]

懷抱這樣的哲學思想，邊沁相信，某個行為的價值取決於它所帶來的愉悅或痛苦。他甚至設計出「幸福計算法」（felicific calculus），以此來衡量某一行為的痛苦和愉悅，並計算出它的價值。[12] 邊沁建議，仔細審視愉悅或痛苦的強度、持續時間以及受其影響的人數：「精確考慮每個行為的後果，看它會影響多少大眾的利益。」[11]

近代思想家從各方面仔細檢視邊沁的主張。他們發現，愉悅和痛苦是主觀的感覺，只涉及當事人，所以很難量化。[13]邊沁想要客觀地衡量這些感覺，而取代個體的主觀印象，似乎有些不切實際，甚至會將效益主義變成一種幻想。他想要評估，一項行為對社會福祉是否有所影響。這種清晰的思考方式，仍值得我們仿效。為了創造全民健康，我們必須決定在哪些方面投入資源，這時就要學習邊沁的態度，仔細地去評估。

今日美國人凡事都要依賴藥物，如果套用邊沁的「幸福計算法」，就會發現這種行為沒有什麼效益主義的價值。全國花這麼多錢在醫療照護上，但產生的價值卻很少，直到我們變老才用得到。更好的做法是，把錢用在改善社會、經濟和環境條件，讓全民都有保障。

我們在七十五歲之前的健康狀態，都取決於這些環境條件。我們不是要否定尖端醫療和疫苗研究的重要性，也不是要否認它所帶來的好處。只是要指出，影響健康的因素非常多也很複雜，必須持平看待尖端醫療的功用，承認它的侷限。

適度節制當下的享受

改善健康狀態，讓日常生活過得更愉悅，就應該追求伊比鳩魯的理想，而不是短暫的享樂主義。但這種目標不一定會受歡迎。事實上，推動公共衛生最根本的困難，在於大眾有時會把我們當成討厭鬼，專門叫人拒絕享樂。人們似乎覺得，公衛機構就像嚴厲的家長一樣，總是警告人們不要吸菸、飲酒或從事危險性行為，以免危害健康。他們把愉悅限定為享樂主義式的縱欲，才會做出這種不正確的指控。

同樣的誤解也出現在之前討論到的「自由」概念。有些人認為自由就是去做任何想做的事，即使要接受一些危害健康的政策和行為。不過，正如我們先前所提，「自由」概念不只有一種。同樣地，從公眾健康的角度來看，「愉悅」概念也不限於欲望。這種愉悅範圍更廣，並以伊比鳩魯所強調的原則為基礎，包括審慎適度、有助於社群連結以及可長期維持，讓我們生活過得更健康、充實以及豐富。

比如說，在某些場合不能吸菸，就少了一項當下的快樂，但我們因此換回一輩子的健康，在未來能享受其他的愉悅。一九七五年到二〇〇〇年之間，在公共衛生組織的介入宣導下，人們吸菸的習慣慢慢改變，七十九萬八百五十一人才避免死於肺癌。[14]

從這個意義上來說，不論是個人健康或是公共健康，都跟長久的愉悅密不可分。克制自己，不去做有害健康的行為，才能帶來人生最大的愉悅。

健康地死去

邊沁大聲疾呼，要以最小化痛苦和最大化愉悅為原則來組織社會。這種想法今日聽起來仍然有點激進，卻令人振奮。他從人的動機中提煉出最基本的特質，以此為基礎來打造社會，確保大多數的人能成長茁壯。這難道不是我們應該做的嗎？我們應該選擇這樣的生活方式。這麼一來，我們會以完全不同的角度去看待健康以及投資健康，所以在當前社會的氣氛下，它是一種破壞性的想法。

事實上，影響健康的條件本身都有破壞性。金錢、權力、居住地、運氣和政治等因素，都不斷在破壞我們的個人健康權，甚至讓我們誤以為，做出正確的選擇和購買藥物，就能獲得健康。結果，我們便無法全面掌握健康的成因，也更加不了解健康的意義。健康不僅僅是從生病或受傷中復原，還包括身心舒暢、能自在生活。

建立家庭、追求喜好和興趣、享受旅行與朋友共度時光，才是健康的生活。除了消除病痛，還要追求長期的愉悅，才能帶來健康。

有時候，在追求健康的過程中，也會陷入困境，不過只要身邊有穩定的支持網絡，就能重新振作，在促進福祉的環境中恢復健康。因此，健康也包括內心的平靜。只要知道，無論未來如何發展，周遭環境都會不斷給予支持，那我們就會感到平靜而愉悅。

如果花在健康的錢，主要都是用於臨終前的治療，那就無法創造出支持性的環境。要扭轉這個趨勢，首先我們就必須體認到，醫學和科技再怎麼進步，人類也不會長生不老，也不應該懷抱那樣的希望。其次，有許多條件會影響人一輩子的健康，我們應該把經費用在上面。這項投資所顧及的範圍，必須包括人類的完整經驗，而不僅僅侷限於生病的狀態。還必須打開各種管道，讓人們獲得生活中最關鍵的愉悅，譬如受到良好教育、在社區感到安全、經濟上有保障等。這些愉悅有長長久久的效力，讓我們在接近生命的盡頭時，能健康地死去。

「健康地死去」聽起來像很矛盾，然而就某種意義上，書中所提出各種見解，最終都是要達成此目標。想要「健康地死去」，不見得要把所有潛在的危險都隔離在外，也不代表在晚年得透過一系列侵入性、痛苦的治療，緊抓生命不放，像《聖經》中的瑪土撒拉一樣活了幾百年才死去。想要「健康地死去」，人生不一定會很長，但卻更有意義。這麼一來，我們才能享受健康所帶來的一切愉悅。

第十九章——勿忘人終有一死

在莎士比亞《哈姆雷特》的第五幕第一場中，主角哈姆雷特以一種不尋常的方式真實直接面對死亡。他站在教堂的墓地裡，向一位爽快的掘墓人開玩笑，這時掘墓人遞給他一塊頭骨。哈姆雷特問道，這塊頭骨屬於誰。掘墓人說這是「約里克的頭骨，國王的弄臣」。這句話撼動了哈姆雷特，因為他認識約里克。哈姆雷特聽完掘墓人的回答，便把頭骨舉到臉前，悲嘆起死亡的力量，因為就算最光彩奪目的人物也會化為屍骨和塵土。這個場景已成為戲劇史上最經典的一幕：

這裡本有兩片嘴唇，我不知吻過它們多少次。現在你還會挖苦人嗎？你還會竄竄跳跳，逗人發笑嗎？你還會唱歌嗎？你還會隨口編造笑話，說得人人捧腹大笑嗎？你沒有留下個笑話譏笑你自己嗎？你就這樣垂頭喪氣了嗎？現在你給我去小姐的閨房裡，對她說，憑她臉上一吋厚的妝容，到頭來總要變成這樣的外貌。
你用這樣的話跟她說，看她笑不笑吧。[1]

雖然，這個場景在戲劇史上獨一無二，但是哈姆雷特在墓地中所表達的情感，對當時的觀眾來說並不陌生。莎士比亞在十六世紀末寫了《哈姆雷特》，在那個時代，人們並不需要被提醒生命有多麼無常，死亡是多麼普遍的現象。[2]那時正值伊莉莎白女王當政，瘟疫肆虐了莎士比亞所在的倫敦，造成了大量人口的死亡，也導致當地劇院被迫關閉。[3]

當時人們所面臨的瘟疫，可能是由鼠疫桿菌所引起的。這種細菌可以透過皮膚傷口進入人體。若是感染者咳嗽或打噴嚏，也會傳播這種細菌。[4][5]如果不進行治療，感染者會有百分之六十至八十的死亡率，而且通常在一週內死亡。[6]感染者的死狀通常很悽慘。鼠疫桿菌感染淋巴系統後，就會在淋巴結中複製，淋巴結便會發炎並長成叫做「淋巴腺瘤」的黑色潰瘍，這就是為什麼此病被稱為「腺鼠疫」。[7]其他鼠疫的症狀包括頭痛、嘔吐、發燒和咳血。從十四世紀開始持續了數個世紀，數以百萬計的歐洲人都死於鼠疫。[8]

在鼠疫的威脅下，這個時期的歐洲社會各方面都受到影響，包括政治、宗教和藝術方面。在當時繪畫和文學領域中，最盛行的主題便是「勿忘人終有一死」（memento mori），最終構成一種藝術傳統。[9] [10]創作這類主題的畫家，通常會在作品中突顯骷髏頭或其他腐爛衰敗的象徵，以提醒人們死亡的迫近。他們也會用沙漏來表示時間的轉瞬即逝。這些主題也出現在那個時代的偉大作品之中，包括莎士比亞的十四行詩第六十首。他在詩中寫道：「好似波濤湧向石灘，我們的時間也衝向終點。」[11]

「勿忘人終有一死」，這樣的主題會代代相傳，是為了提醒人們要保持謙卑，無論一生擁有什麼，最終全部都要讓給死亡，包括青春、財富或甚至藝術天才的創造力。哈姆雷特手中咧著嘴笑的頭骨似乎就是在告訴我們：不要太沉迷於自己的人生，以致忘了你只是個凡人。死亡不可避免，但正因如此，所以你必須盡力活出美好高尚的人生。

哈姆雷特對約里克頭骨所說的話，不僅是再次強調「勿忘人終有一死」的箴言，也表達他的驚懼之情。那位熟識、活生生的友人，死後卻迅速腐爛成為遺骸，被掘墓人粗暴地挖掘出來。從哈姆雷特的口中，人們想起約里克的外貌和性格，更深刻地體認到死亡的必然性。「現在你給我去小姐的閨房裡……」，這句告訴我們，用再多化妝品來保持美麗的容顏，它最終還是會變為冷冰冰的頭骨外貌（favor，文藝復興時期用這個字來表示外貌）。[12]

面對死亡，隨時做好準備

十六世紀倫敦的環境，與我們在書中所討論的條件完全相反，不僅無法促進健康，還讓人民的生命岌岌可危。在伊莉莎白時代，倫敦的街道髒亂不堪，路上常有動物和人類的糞便，疾病非常容易滋生。[13]城市人口不斷成長，窮人的困境無法解決，導致人民越來越容易生病，病人和健康人士的距離越來越小。到最後，即使是社會中最有特權的階級，也難以忽視無所不在的死亡。[14]

在莎士比亞的時代，人們的平均壽命約為四十二歲。[15]今天，英國人的平均壽命接近八十歲，美國則接近七十九歲。[16][17]英國人平均壽命大幅成長，大部分要歸功於一八四八年英國通過的《公共衛生法案》（*Public Health Act*）。倫敦的環境條件因此大幅改善，人們也從未如此健康。今日，我們的健康觀念與衛生條件與莎士比亞所在的時期大不相同，所以面對死亡的態度也截然不同。現代人認為，要等到生命結束前才需要面對死亡，與生活中的健康條件沒有關係。

在古早時期，人們的壽命更短、死亡經常突然到來。以前人體認到，生命必然要走到終點，所以一定要把生活過好。死神友善提醒我們，生命中真正重要的是家人和朋友，還要有合乎正義的社會秩序，讓人人都能獲得追求幸福所需的資源。我們也因而注意到，人生的焦點不該只放在私利，還要注重環境因素，才能促進自己與更多人的健康。

「勿忘人終有一死」的藝術傳統被稱為「虛空派」(vanitas)，它意謂著，在面對死亡時，所有的物質享受都是虛無。這些作品不僅是為了嚇唬臨死之人，[18]也是為了培養人們對死亡的意識，鼓勵我們創造更美好的世界、把生活過得更好。哈姆雷特在墓地前的遭遇，產生了正面效應，促使他深思死亡對我們有什麼啟發：「注定今天得死，就不會拖到明天；不是明天，就是今天；逃過了今天，明天還是逃不了，隨時準備就緒就是了。」[1]

有尊嚴地善終

那麼在今日的健康環境下，我們如何「準備就緒」？其實就是創造公平的世界，平均分配各種社會條件，讓每個人都能享有福祉。這樣一來，當我們面對死亡的恐懼時，就能稍感安慰。

在莎士比亞的時代，死亡無處不在，所以為了求生，人們不斷地努力，要創造更美好的世界。然而，現代人看待死亡的態度正好相反。我們竭盡全力地轉移焦點，否認死亡的存在，想要無限期地推遲它的到來。我們所有錢都投注在醫療和藥品上，並透過最新的醫療技術、培養健康的生活方式來追求長壽。由此反映出，我們把死亡當作可以治癒的「疾病」，就好似麻疹或流感那樣。[19]

但這麼一來，我們就不敢面對許多社會難題，也就無法促進健康。雖然鼠疫不再像以前一樣威脅人類社會，但是戰爭、貧困、毒品氾濫、氣候變遷和突發的暴力事件等，都讓每個人離死亡只有一步之遙。不過當前文化卻把死亡看作一般的危險，只要努力就可以避開。[20]

在思考死亡時，自然就得去推想，要如何以健康為目標來改善這個世界。這時有兩種思考方向特別有用。

第一個方向是「健康地邁向死亡」，也就是說，擁有各種正面的條件因素，在健康的人生中邁向死亡。這些因素不僅僅能延緩死亡，還能豐富人生。所以我們要有社群的歸屬感，要能感受到愛，還要有安全的居所、有一定有經濟來源以維持基本的生活所需。我們永遠不應該忘記，人生終將一死，但期望能健康地邁向死亡。為此，我們必須創造一個世界，讓每個人都能活得健康。

第二種方向則是，我們不應該迴避討論死亡。人終將一死，也不得不經歷死亡的過程。絕症患者都會想到類似的事情，包括如何減輕病痛、想要多點時間跟家人相處、想多接觸別人，更加不成為別人的負擔。[19]在這些擔憂中，醫師跟藥物幫得上忙的只有減經病痛，其餘的就要仰賴家人，以及圍繞在自己生命的人際支持網絡。但這些人際關係在死亡即將來臨之前就必須建立好。

想要有尊嚴地死去，關鍵在於是否有穩定的人際關係。許多有害的社會條件，就在我們的默許下擴散，許多人因此受苦，而死得沒有尊嚴。因此，在邁向死亡的過程中，「準備就緒」意謂著去除這些條件，讓人們能平靜地走向死亡。我們還要承諾，努力創造更好的世界，攜手邁向共同的命運。我們要讓死亡成為動力，為自己與所有人創造更好的生活。

關注社會中的老年人

在討論健康的時候不討論死亡，反而會對健康有害。從兩個面向來談。首先，不談死亡，就會忽視那些艱困的生活條件，讓死亡更加難熬，但其實過程不必如此痛苦。所以我們優先目標是「有尊嚴地死去」，這樣才有機會來改善弱勢族群的生活，他們被邊緣化、污名化，各方面都得不到應有的照顧。接著，我們要改善臨終者的生活條件，加強他們的社群連結，以得到心理上的支持，從而轉化生命的品質。擁抱死亡，不代表所有的死亡都是理所當然；有些人死得太早、有些意外或病痛則是可以預防的。「擁抱死亡」是一種逆向思考，目的是為了減少致死的各種因素。

從另外一個面向來看，不談死亡，社會就更有可能會拋棄老年人，因為我們總認為這個族群最接近死亡。直接面對死亡，我們才能認清，是所有人一起把世界變成老年人難以生存的地方。老人們正走向生命的盡頭，而我們卻切斷了他們與廣大社會的生活連結。預估到二〇六〇年，美國六十五歲以上的人口將增加一倍以上，從四千六百萬增加到九千八百萬。[21]要照顧這些人，代表我們得創造一個不因年齡、活動力或疾病狀態而遺漏任何人的社會。因此我們必須投資更多公共財，譬如投資聯邦醫療保險、老年人社區計畫以及在城鎮中興建更多無障礙設施。

人都將一死，但邁向死亡時，我們都不想感到被社會拋棄，畢竟自己曾是其中一員。在生命的最後時刻，我們仍然想感覺被這個社會所重視和支持。兩種情況可說是天壤之別。

死亡是所有人不分彼此都要承受的命運，如同快樂、痛苦或愛一般，是人生經歷中不可或缺的一部分。我們無法逃避這個命運，但是可以向後世人保證，他們可以在更美好的世界裡生活。在那個設想的未來，所有人都能健康生活，也能有尊嚴地死去。我們所面臨的死亡威脅不斷增加，所以更需要加快腳步來創造這樣的世界。我們隨時都可能死去，更要時時謹記自己的使命，加快打造更健康社會。羅馬哲學家塞內加曾說：「讓我們像是已經走到了生命盡頭般地整理心情，讓我們不再拖延，讓我們每天結算生命中的一切。」[22]

第二十章——以健康為社會的核心價值

本書強調的核心論點就是，美國人總是把健康和醫療照護混為一談。事實上，所有人都把錢花在後者，而忽略了前者。因此，社會一心只追求頂尖醫學的發展，而忽略了決定我們健康的實際條件。即使我們不去想如何治療疾病，回頭關注健康，最常想到的也是改變個人生活。因為，我們總以為只要做出正確決定，就會活得健康。

在這樣的觀念底下，我們過度強調飲食和運動等個人行動，還誤以為調整生活方式就足以改善健康。但實際上，我們的生活方式大多受限於外在條件，也就是本書中討論到的社會、經濟和環境因素。美國這個世界上最富裕的國家花了這麼多錢在追求健康，成效卻不斷下降，沒有改善的徵兆。

我們總是把金錢用在治療疾病，而不去改善那些能維持我們健康的條件，所以才會陷入了一種困境：人人都想要健康，但卻沒有把健康當作值得追求和保護的價值。同樣嚴重的問題是，我們的行動沒有遵循這樣的價值，所以也沒有去改善那些會影響健康的實際因素。

特別要強調，即使一談到健康，醫療照護和藥物是美國人最熱衷的投資目標，但還是有些人不贊成把它列入公共投資項目。《平價醫療法案》就是個明顯的例子，當初法案在推出時引發了諸多爭議，但它的最終目標卻不太激進：以市場為基準，確保更多美國人能獲得醫療照護。《平價醫療法案》並沒有要解決環境條件的問題，所以也無法全面改善健康。包括社會與經濟問題，這些不利的條件損害許多美國人的健康，從瞎眼威利強森所處的一九四〇年代到往後數十年間，數百萬人的福祉都受到影響。

醫療照護體系再怎麼周全，也只能處理疾病本身，不能解決遊民、種族歧視和家庭暴力等問題，而威利強森正是受那些問題所苦，健康狀況才不斷惡化。《平價醫療法案》絕對稱不上是最全面的醫療照護體系，即使它本身的條款比較偏向保守派的立場，但自簽署通過以來，卻不斷飽受抨擊。許多人批評它，還貼上各式各樣的標籤，說它代表「政府越權」，根本就是「社會主義」。退一步來說，就算威利強森所處的時代已然有這樣的法律，而且他在需要治療的時候沒有被趕出醫院，還是很可能會死於其他因素；他最終意外因感染瘧疾而死。他的命運被周遭的環境所決定；那些條件形塑了他的健康狀況。

心態矛盾的美國人

威利強森去世後幾十年來，我們看待健康的態度和方式幾乎沒有改變。這種態度到底從何而來？為何我們不願正視健康問題？為什麼我們會誤入歧途、找不到解決問題的方向？我思考得越多就越覺得，困難的關鍵在於，美國人仍然猶豫不決，不知是否該將健康當作集體價值。但只有充分體會到健康的價值，把它放關鍵的核心位置，才能開始解決健康問題，改善所有的環境因素。

然而，令人意外和詫異的是，美國人對此議題的態度卻非常矛盾。想想看，為了實現全體的福祉，我們投注多少心力在各個重要領域，包括鉅額的國防預算，卻不肯共同改善健康環境。

那麼，何謂重視健康？有哪些實際的做法？

首先，要把健康視為集體價值。我們必須承認，把個人需求放在所有需求之上，就是導致全體健康持續惡化的主因。我在本書中一再強調，全體的健康沒有得到改善，多少都要歸咎美國的傳統觀念「個人自由不應受限」。那就是我們的核心信念。我們還以為，花錢就可以擺脫健康問題，所以不需要去解決廣大的環境因素，導致國人的福祉大受影響。這些都是錯誤的觀念，還會傷害我們的健康。

在前面章節提到，以魚缸為例，我們身處其中，共同享一樣的「水質」，也就是社會中有形和無形的條件，如自然環境、經濟狀況等。我們生活在這個大魚缸中，如果水是骯髒的，我們又不願意花錢改善共有的環境，那無可避免地，你我都會有健康問題。

在這個生態系中，人與人的健康互相關連。我的健康取決於你的健康，反之亦然。西非各國的經濟困境與政治動盪，導致它們無法控制伊波拉疫情，美國人的健康也因此受到威脅。[1]受到政治局勢影響，美國退出巴黎氣候協議，世人的健康也受到嚴重影響。我們只關心自己的健康，才會持續容忍不正義的現象。全民的健康問題是由結構性因素造成的，其根源就是不正義的社會現狀。

複雜的健康拼圖

要把健康視集體價值，就要懷著慈悲心去思考，個人健康如何連結到影響健康的廣泛社會因素。

把健康視為集體價值，我們就必須專注處理各種影響健康的複雜條件，包括愛、恨、快樂、痛苦、居住地、慈悲心、權力、政治、選擇、運氣和正義等。它們個別看來無足輕重，這是因為它們結構複雜又影響深遠，無法用簡單的因果關係去理解。我們思考健康議題時，很容易把它們當成單一、直觀的問題，以為健康就是不生病，因此常常忽略其中的複雜性。

因此許多人以為，疾病來襲時，只要正確服用藥物就能恢復健康。在這個死板的觀念下，我們就不會考慮到影響健康的廣泛社會、經濟和環境因素。的確，疾病讓人受苦、藥物非常重要。這些都是顯而易見的事實，但它們只是健康的一小塊拼圖，還有更多環環相扣的環境因素和偶發事件。拼圖全部結合在一起時，才能看出誰會生病、誰又能維持健康。

我也許會以為，自己這麼健康是因為每天慢跑的緣故。再進一步想，我幸運地住在一個好地區，空氣未受污染、慢跑的路徑又在住家附近，所以我才能每天運動。當地空氣之所以乾淨，是因為在大眾輿論的督促下，掌權者決定建立有益環保的政策和制度。在生活的每個層面，各種複雜的因素交互作用，決定了我們能夠挑選的健康選項。

這些因素也帶來疾病。例如，癌症是致命的疾病，那它又是什麼原因造成的？肥胖、環境污染和抽菸都是致癌因子。[2]這些危險因素又怎麼會擴散？社會風氣、居住環境不佳、工業過度發展、政府監管不周、經濟劣勢，這些因素交互作用，就會不斷產生危險的致病因子。

值得注意的是，危險因素若涉及基本的生活條件，影響力就越廣，也越容易滲入其他危險因素。經濟狀況差，飲食習慣也會有問題；買不起健康食物，就只好吃高熱量的垃圾食物，肥胖風險便會升高，進而導致其他健康問題。經濟地位低落的人，也更容易有抽菸的習慣，最後被心血管疾病所折磨。經濟劣勢還會影響我們的社會網絡以及所受的文化。處在那種群體中，飲食習慣會受其他成員影響，比較可能會有吸菸等危險行為。

因此，一談到健康議題，疾病和藥物都不是最難解的主題。更複雜、更有層次的就是環境因素，因為它們交互作用又難以捉摸。我們得在生活的各個層面促進健康，才有辦法面對這個複雜的結構。

所以我們必須推動公平和正義、讓城市的基本結構更有助於健康。除了治病，還要預防疾病。我們要懷抱慈悲心、經營人際關係。此外，市民也要透過各種管道去影響高層的政治決策，才能改善我們的社會現況。也就是說，我們不該把焦點侷限在醫學領域，而是必須投入時間與精力，去處理本書討論到的所有因素。

除了醫療與養生之外的健康觀念

必須先澄清，我絕對不反對醫學發展，畢竟我是醫生。就像大家一樣，有時我也會成為病人，也一樣期盼，當我生病時，能找到最好的醫生來照顧我。我希望自己能健康地活得長長久久，也盼望我的孩子們有一樣的人生。

因此，我寫這本書不是要貶低醫學的重要性，也不是要否認醫療的成效。我只是要明確指出，在我們投入醫療發展前，更應該先努力維持健康的環境。畢竟人在生病後，醫生才派得上用場。在前幾章中討論到，我們人生不應該受疾病所限。因此，我們應該先追求多彩且充實的人生，並在邁向盡頭時健康地死去。於是我們得從更長遠的角度來看待健康問題，並且努力改善環境條件，從出生的那一天到死亡的那一刻，都能過得自在安樂。

所以，大眾在討論健康議題時，不該再聚焦於醫師、治療和養生之道，否則全體的健康會繼續受到傷害。我們不應該強化現有的預算分配模式，因為美國人的健康狀況早就比其他西方國家還要差。要打破這個惡性循環，就必須先意識到，健康與生活各個層面密切相關。

生活周遭的社會結構、個人的慈悲心、對待大眾和少數族群的方式，各種因素都有關係。意識到這些連結，就能找出有力的理由，說服大家投資公共教育、擬定更好的都市計畫、設計更安全的街道，以及維持空氣和水的品質。

簡而言之，既然我們時常討論到基礎建設，就更應該全力打造堅實的結構，以發展出真正健康的社會。國人在討論健康議題時，一定要考量這些基礎因素，才可能實現目標。透過本書，我就是想嘗試新做法，去改變大眾討論的方式，讓整個社會都能意識到影響健康的各種因素。

不過，該如何改善這些條件，我沒有提出詳細的政策藍圖。本書只是提供討論框架，說明為什麼我們需要這些政策，以及它們在哪些方面會對健康產生最大的影響。以這個討論框架為基礎，我希望大家可以發展出進一步的戰略，去實際改善深層的影響因素，以促進全體的健康。為了讓自己和家人過得更好，眾人都會持續進行相關的討論，從某種意義上說，這本書的目標是為了激勵更多作者與學者發表著作。

有讀者可能會質疑，改變討論方式，真的能帶來實質上的進步嗎？改變對話的方向，真的能創造更好的社會與健康狀態嗎？歷史證明我們是對的。

改變思維的社會運動

我們在第三章提到權力時，談及詹森總統當年提出的「偉大社會」國家計畫。雖然此計畫有缺陷，也絕不是問題的最佳解方，但是政府有決心和雄心要改善社會、經濟和環境等因素，以解除國人的苦難。從政府的意志中我們看到，社會其實有能力改善影響健康的各種因素。

詹森政府提出「偉大社會」的構想時，主要目標就是為了實際改變全國議題的討論方向。正因如此，聯邦政府最終才決定了民權政策的方向。「偉大社會」實行前幾年，民權運動一直很活躍。當時運動人士努力要改變美國人對種族議題的看法，也希望大眾能了解種族隔離的不正義之處。這場運動的關鍵口號之一是「我們會克服一切」(we shall overcome)，後來還有人用它寫成了經典的民權運動之歌，使這句口號永遠流傳下去。[3]

透過那句口號，運動人士努力想創造更合乎正義的社會，但他們卻常常被邊緣化，甚至遭到毆打和監禁。最嚴重的暴力事件，出現在一九六五年三月七日阿拉巴馬州的塞爾瑪（Selma）。當時，為了爭取民權而上街遊行的抗議者，遭到當地員警的襲擊和殘酷毆打。這個事件後來被稱為「血腥星期天」(Bloody Sunday)。[4] 事件發生一週後，詹森總統向國會發表演說。他說：「不僅是黑人，其實我們所有人都必須承受偏見和不正義所遺留下來的嚴重後果。而我們必定會克服一切。」[5]

這個時刻具有強大的象徵意義，人們受到激勵，因此更有能量去追求平等的社會。一場社會運動改變了公眾的討論焦點，塑造了政治領袖的思維，最終影響全國上下的觀念，更觸發了持久的改革。

以健康為核心目標

近年來，我們不斷發現，改變公眾討論的方式，可以推動社會往更健康的方向發展。在美國，長期以來，槍枝暴力一直都被當作犯罪與法律議題。然而，當我們體認到，它與公眾健康休戚相關，討論的方式便開始轉變。最新研究顯示，槍枝就像是傳染病的病源，會持續增加了暴力的可能性，就像病菌會讓人生病。我們現在知道，槍枝越容易取得，就會有越多他殺或自殺事件的受害者；兩者有密切的關連。[6]越來越多的研究出現後，人們更清楚問題所在，慢慢把討論方向從犯罪轉向健康。

民眾越來越意識到，槍枝暴力屬於公共健康問題。在二〇一八年，《紐約時報》刊出一篇重要的文章〈如何減少槍擊事件〉，由此可見，已經有夠多民眾意識到此問題的嚴重性。該文作者提議，應該從公共衛生的角度來解決槍枝暴力問題。[7]討論方向改變後，便能影響執政當局，在制定政策時用類似的角度去衡量問題，在立法時以公共衛生研究為依歸。

撰寫本書的當下，要解決美國的槍枝暴力問題，仍是困難重重，但是我們似乎正在接近一個轉捩點，也許會發生重大的改變。因此，在討論健康議題時沒有包含槍枝問題，改變就不可能發生。槍枝暴力議題讓我們看到，討論政策時聚焦在健康問題，就能帶來改變的契機。這麼一來，也可以把自己的健康訴求放入廣大的社會改革，以促進健康的環境。

以健康為終極目標，可以一同對抗氣候變遷，創造更公平的經濟結構，推動社會正義，建設更安全且更適合步行的城市，投入更多的資源在公共財上面。全民的健康況狀不佳，與廣泛的環境條件脫不了關係。那些條件形塑了我們所處的世界，若能有效改善，就能創造新環境，徹底改變全民健康。

蘇菲亞的人生契機

新世界的樣貌會如何？為了獲得清晰的輪廓，讓我們最後再次回顧蘇菲亞的故事。這次我們要設定新的故事背景：她生在一個以健康為核心目標的社會，並獲得高度的社會支持。

蘇菲亞出身優越，但不是繼承了龐大的財富或擁有許多特權。事實上，蘇菲亞的母親來自於經濟困頓的家庭。但是，良好的公共教育體系以及可靠的人際網絡逐步改善蘇菲亞母親的處境。

蘇菲亞出生的時候，她的母親已經獲得了大學學位，也有了堅實的經濟基礎。但蘇菲亞的出生過程並不是一帆風順。她母親在懷孕時患有子癲前症，威脅到母女兩人的健康。幸運的是，國家早有完備的全民醫療照護體系，因此蘇菲亞的母親能夠定期接受照護，而不必擔心治療費用。這個體系不僅讓她能保持健康，她也可以省下醫藥費，存起來當成女兒的大學基金。

蘇菲亞的母親在律師事務所擔任助理，上下班時間固定，所以有足夠的時間，可以陪伴女兒成長。蘇菲亞喜歡和朋友們聚在一起，經常在傍晚玩起捉迷藏和跳房子。社區的家長不擔心孩子經常待在外頭，因為附近環境很安全，孩子們可以盡情探索。住家附近有自行車道、人行道和至少兩個公園，孩子們有足夠的空間可以漫遊。附近的市場商品都很充足。透過農業補助，政府提倡健康飲食、推廣高營養的食物，所以民眾能以合理的價格買到各式各樣的水果和蔬菜。

蘇菲亞的成長過程比母親更幸運，她獲得更多的教育機會。政府提供良好的幼兒園，讓她能及早發展天分，促成她後來的學業成就。老師們肯定她的數學才能，並建議她參加校外的資優課程。因為城市裡有最先進的捷運系統，所以她才能獨自上學和回家。等到她十六歲，母親送她一輛車，她就可以自由活動。

她接著進入一所著名的大學，攻讀法律並進入政治圈。她在工作領域發展得不錯，個人生活也有所進展。她結了婚，也順利產子。四十五歲的她健康快樂，正考慮競選國會議員。

我們在先前的章節討論過，運氣在形塑健康上扮演非常重要的角色。但在這個版本的蘇菲亞故事中，幸福的結局不只是出於好運氣，而是她所處的世界非常重視健康。那個世界的人會把所有經費拿來改善健康條件，以實現全體最大的福祉。

環境改善後，過往經歷、金錢、權力、居住地、人民、愛恨、慈悲心、公平和正義等等因素，都會成為健康的助力，釋放我們本有的發展潛力。新故事的結局很重要，不僅是因為蘇菲亞擁有健康的身體，而是因為有健康才能追求夢想，並預期自己的下一代也有同樣的福祉。我們每一個人都有責任，應該把健康當成核心價值。我們要創造一個新世界，擋掉可預期的疾病與危險，讓每一位蘇菲亞都能充分發揮自己的潛力。這樣一來，所有人才會真正擁有健康的人生。

致謝詞

之所以能夠完成這本書，我必須感謝以下人士的幫助。

首先，如果沒有Eric DelGizzo的投入，這本書就不可能出版。Eric在這本書的每一頁裡都費盡心思。他為這個出版計畫帶來了活力、熱情和幽默感，還有豐富多彩的故事以及精心挑選的措辭。他讓學術思想有了生命，也讓長期存在於我腦海中的想法有機會能跨越鴻溝傳達給讀者。感謝Eric！

其二，這本書也展現了我、Eric和Catherine Ettman三人之間的創意合作關係。Catherine巧妙地引導著我們這個團隊，駕馭著我們那些奇特的想法，並且不斷地提醒我們要講的故事是什麼，同時提醒我們有責任把故事講清楚、講得好。

其三，這本書是我與牛津大學出版社的Chad Zimmerman長久以來豐富合作關係裡的巔峰之作。即使到了現在，我也弄不清楚為什麼Chad當初會認為出版這本書是可行的。但這個謎卻帶來了快樂的養分，最終我們克服巨大的困難，讓這本書成功出版。

其四，這本書是在我有幸擔任波士頓大學公共衛生學院院長時所寫的。因此我感謝波士頓大學對我的支持和鼓勵：讓我肩負領導重任時，還能沉浸在思想的世界裡。

其五，這本書講的是關於健康的故事。這個故事反映了我近二十年來在公共衛生領域從事學術工作的經歷，也反映了在這段時間裡，我在其他領域中所學到以及寫過的一切。就這方面而言，我必須感謝每一位與我一同撰寫過文章的人、感謝無數為我的文章提供意見的同儕審稿人，以及感謝那些慷慨付出時間參與對話的讀者們，你們的意見讓我的想法更進步。謝謝大家。

causes-prevention/risk/obesity/obesity-fact-sheet#q3. Accessed May 24, 2018.

3. Adams N. The Inspiring Force of "We Shall Overcome." *NPR.* August 28, 2013. https://www.npr.org/2013/08/28/216482943/the-inspiring-force-of-we-shall-overcome. Accessed May 24, 2018.
4. Kindig J. Selma, Alabama (Bloody Sunday, March 7, 1965). The Black Past Website. http://www.blackpast.org/aah/bloody-sunday-selma-alabama-march-7-1965. Accessed May 24, 2018.
5. President Johnson's Special Message to the Congress: The American Promise. LBJ Presidential Library Website. http://www.lbjlibrary.org/lyndon-baines-johnson/speeches-films/president-johnsons-special-message-to-the-congress-the-american-promise/. Accessed May 24, 2018.
6. Anglemyer A, Horvath T, Rutherford G. The accessibility of firearms and risk for suicide and homicide victimization among household members: a systematic review and meta-analysis. *Annals of Internal Medicine.* 2014;160(2):101–10.
7. Kristof N. How to Reduce Shootings. *The New York Times.* https://www.nytimes.com/interactive/2017/11/06/opinion/how-to-reduce-shootings.html. Updated May 18, 2018. Accessed May 24, 2018.

May 24, 2018.
10. Memento Mori. Tate Modern Website. http://www.tate.org.uk/art/art-terms/m/memento-mori. Accessed May 24, 2018.
11. Shakespeare W. Sonnet 60. Shakespeare Online Website. http://www.shakespeare-online.com/sonnets/60.html. Accessed May 24, 2018.
12. Favor. Merriam-Webster Website. https://www.merriam-webster.com/dictionary/favor. Accessed May 24, 2018.
13. Picard L. Cities in Elizabethan England. The British Library Website. https://www.bl.uk/shakespeare/articles/cities-in-elizabethan-england. Published March 15, 2016. Accessed May 24, 2018.
14. Briscoe A. Poverty in Elizabethan England. *BBC*. http://www.bbc.co.uk/history/british/tudors/poverty_01.shtml#five. Updated February 17, 2011. Accessed May 24, 2018.
15. Daily Life in the Elizabethan Era. Encyclopedia.com Website. https://www.encyclopedia.com/humanities/news-wires-white-papers-and-books/daily-life-elizabethan-era. Accessed May 24, 2018.
16. National Life Tables, UK: 2013–2015. Office for National Statistics Website. https://www.ons.gov.uk/peoplepopulationandcommunity/birthsdeathsandmarriages/lifeexpectancies/bulletins/nationallifetablesunitedkingdom/ 20132015. Accessed May 24, 2018.
17. US: Life Expectancy All Races. World Life Expectancy Website. http://www.worldlifeexpectancy.com/usa/life-expectancy. Accessed May 24, 2018.
18. Vanitas. Encyclopedia Britannica Website. https://www.britannica.com/art/vanitas-art. Accessed May 24, 2018.
19. Waldrop DP. Denying and defying death: the culture of dying in 21st century America. *The Gerontologist*. 2011;51(4):571–76.
20. Clark D. Between hope and acceptance: the medicalisation of dying. *The BMJ*. 2002;324(7342):905–7.
21. Mather M. Fact Sheet: Aging in the United States. Population Reference Bureau Website. https://www.prb.org/aging-unitedstates-fact-sheet/. Published January 13, 2016. Accessed May 24, 2018.
22. Seneca, trans. by Richard Mott Gummere. *Moral letters to Lucilius*. Aegitas; 2015.

第二十章

1. Wilkinson A, Fairhead J. Comparison of social resistance to Ebola response in Sierra Leone and Guinea suggests explanations lie in political configurations not culture. *Critical Public Health*. 2017;27(1):14–27.
2. Obesity and Cancer. National Cancer Institute Website. https://www.cancer.gov/about-cancer/

www.iep.utm.edu/epicur/#SH5b. Accessed May 24, 2018.
9. Duignan B, Diano C. Epicureanism. Encyclopedia Britannica Website. https://www.britannica.com/topic/Epicureanism. Accessed May 24, 2018.
10. Hedonism. Encyclopedia Britannica Website. https://www.britannica.com/topic/hedonism. Updated April 6, 2018. Accessed May 24, 2018.
11. Bentham J. *An Introduction to the Principles of Morals and Legislation*. Oxford: Clarendon Press; 1907 reprint of 1823 edition.
12. Zera. Jeremy Bentham: Felicific Calculus. Economic Theories Website. http://www.economictheories.org/2008/12/jeremy-bentham-felicific-calculus.html. Accessed May 24, 2018.
13. Soares MO. Is the QALY blind, deaf and dumb to equity? NICE's considerations over equity. *British Medical Bulletin*. 2012;101:17–31.
14. Moolgavkar SH, et al. Impact of reduced tobacco smoking on lung cancer mortality in the United States during 1975–2000. *Journal of the National Cancer Institute*. 2012;104(7): 541–48.

第十九章

1. Shakespeare W. *The Tragedy of Hamlet, Prince of Denmark*. The Complete Works of William Shakespeare: MIT Website. http://shakespeare.mit.edu/hamlet/index.html. Accessed May 24, 2018.
2. Bevington D. Hamlet. Encyclopedia Britannica Website. https://www.britannica.com/topic/Hamlet-by-Shakespeare. Updated March 29, 2018. Accessed May 24, 2018.
3. Shapiro J. How Shakespeare's Great Escape from the Plague Changed Theatre. *The Guardian*. September 24, 2015. https://www.theguardian.com/books/2015/sep/24/shakespeares great escape-plague-1606--james-shapiro. Accessed May 24, 2018.
4. Plague (*Yersinia pestis*). Drugs.com Website. https://www.drugs.com/health-guide/plague-yersinia-pestis.html. Accessed May 24, 2018.
5. Plague. Boston Public Health Commission Website. http://www.bphc.org/whatwedo/infectious-diseases/Infectious-Diseases-A-to-Z/Pages/Plague.aspx. Accessed May 24, 2018.
6. London Plagues 1348–1665. Museum of London Website. https://www.museumoflondon.org.uk/application/files/5014/5434/6066/london-plagues-1348-1665.pdf. Accessed May 24, 2018.
7. Plague: Symptoms. Centers for Disease Control and Prevention Website. https://www.cdc.gov/plague/symptoms/index.html. Updated September 14, 2015. Accessed May 24, 2018.
8. Benedictow OJ.The Black Death: The Greatest Catastrophe Ever. *History Today*. March 2005. https://www.historytoday.com/ole-j-benedictow/black-death-greatest-catastrophe-ever. Accessed May 24, 2018.
9. George P. Memento Mori—remember that you have to die. *The Conversation*. June 21, 2015. https://theconversation.com/memento-mori-remember-that-you-have-to-die-42823. Accessed

5. Black Americans and HIV/AIDS: The Basics. Kaiser Family Foundation Website. https://www.kff.org/hivaids/fact-sheet/black-americans-and-hivaids-the-basics/. Published February 6, 2018. Accessed May 24, 2018.
6. Latinos and HIV/AIDS. Kaiser Family Foundation Website. https://www.kff.org/hivaids/fact-sheet/latinos-and-hivaids/. Published April 15, 2014. Accessed May 24, 2018.
7. Martin M, Foner E. Interview. End of Slave Trade Meant New Normal for America. NPR. January 10, 2008. https://www.npr.org/templates/story/story.php?storyId=17988106. Accessed May 24, 2018.
8. Hunter TW. Putting an Antebellum Myth to Rest. *The New York Times*. August 1, 2011. https://www.nytimes.com/2011/08/02/opinion/putting-an-antebellum-myth-about-slave-families-to-rest.html. Accessed May 24, 2018.
9. Treatment. Thomas Jefferson's Monticello Website. https://www.monticello.org/mulberry-row/topics/treatment. Accessed May 24, 2018.
10. Thomas Jefferson's Attitudes Toward Slavery. Thomas Jefferson's Monticello Website. https://www.monticello.org/site/plantation-and-slavery/thomas-jeffersons-attitudes-toward-slavery. Accessed May 24, 2018.

第十八章

1. Jones JM. US Concerns About Healthcare High; Energy, Unemployment Low. Gallup Website. http://news.gallup.com/ poll/231533/concerns-healthcare-high-energy-unemployment-low.aspx?utm_source=alert&utm_medium=email&utm_content=morelink&utm_campaign=syndication. Published March 26, 2018. Accessed May 24, 2018.
2. Griffin S, Cubanski J, Neuman T, Jankiewicz A, Rousseau D; Kaiser Family Foundation. Medicare and end-of-life care. *JAMA: The Journal of the American Medical Association*. 2016;316(17):1754.
3. Dieleman JL, et al. Factors associated with increases in US health care spending, 1996–2013. *JAMA: The Journal of the American Medical Association*. 2017;318(17):1668–78.
4. Annas GJ, Galea S. Dying Healthy: Public Health Priorities for Fixed Population Life Expectancies. *Annals of Internal Medicine*. 2018;168(8).
5. How to Live Longer Better, February 26, 2018 issue. TIME Website. http://time.com/magazine/us/5159845/february-26th-2018-vol-191-no-7-u-s/. Accessed May 24, 2018.
6. Dong X, Milholland B, Vijg J. Evidence for a limit to human lifespan. *Nature*. 2016;538:257–59.
7. Constitution of WHO: Principles. World Health Organization Website. http://www.who.int/about/mission/en/. Accessed May 24, 2018.
8. O'Keefe T. Epicurus (341–271 BCE). Internet Encyclopedia of Philosophy Website. http://

14. Wolff EN. Household Wealth Trends in the United States, 1962 to 2016: Has Middle Class Wealth Recovered? Working paper. The National Bureau of Economic Research Website. http://www.nber.org/papers/w24085.pdf. Accessed May 23, 2018.
15. Scapegoat. Dictionary.com Website. http://www.dictionary.com/browse/scapegoat. Accessed May 23, 2018.
16. What Climate Change Means for Africa, Asia and the Coastal Poor. World Bank Website. http://www.worldbank.org/en/news/feature/2013/06/19/what-climate-change-means-africa-asia-coastal-poor. Published June 19, 2013. Accessed May 23, 2018.
17. Dewan TH. Societal impacts and vulnerability to floods in Bangladesh and Nepal. *Weather and Climate Extremes*. 2015;7:36–42.
18. Shultz JM, et al. Risks, health consequences, and response challenges for small-island-based populations: observations from the 2017 Atlantic hurricane season. *Disaster Medicine and Public Health Preparedness*. 2018:1–13.
19. Galea S, Annas GJ. Aspirations and strategies for public health. *JAMA: The Journal of the American Medical Association*. 2016;315(7):655–56.

第十六章

1. Public Good. Investopedia Website. https://www.investopedia.com/terms/p/public-good.asp. Accessed May 23, 2018.
2. Private Good. Investopedia Website. https://www.investopedia.com/terms/p/private-good.asp. Accessed May 23, 2018.
3. Martin D, Galea S. O Canada: What Our Neighbors to the North Can Teach Us About Health Care Reform. STAT. March 27, 2017. https://www.statnews.com/2017/03/27/health-care-reform-canada-us/. Accessed May 23, 2018.

第十七章

1. Kwiff Official. Random Act of Unfairness. Online video clip. YouTube Website. https://www.youtube.com/watch?v=_lT4JqfOGKk. Accessed May 24, 2018.
2. Fairness. Cambridge Dictionary Website. https://dictionary.cam-bridge.org/us/dictionary/english/fairness. Accessed May 24, 2018.
3. Graf N, Brown A, Patten E. The Narrowing, but Persistent, Gender Gap in Pay. Pew Research Center Website. http://www.pewresearch.org/fact-tank/2018/04/09/gender-pay-gap-facts/. Published April 9, 2018. Accessed May 24, 2018.
4. Benz JK, Espinosa O, Welsh V, Fontes A. Awareness of racial and ethnic health disparities has improved only modestly over a decade. *Health Affairs*. 2011;30(10):1860–67.

第十五章

1. Dickens C. *A Christmas Carol in Prose, Being a Ghost-Story of Christmas.* Project Gutenberg Website. http://www.gutenberg.org/files/46/46-h/46-h.htm. Accessed May 23, 2018.
2. Effects of the Industrial Revolution. Modern World History Website. https://webs.bcp.org/sites/vcleary/modernworldhistorytextbook/industrialrevolution/ireffects.html#Urbanization. Accessed May 23, 2018.
3. Editorial. The New Resentment of the Poor. *The New York Times.* August 30, 2011. https://www.nytimes.com/2011/08/31/opinion/the-new-resentment-of-the-poor.html?_r=1&hp. Accessed May 23, 2018.
4. Colgrove J. The McKeown thesis: a historical controversy and its enduring influence. *American Journal of Public Health.* 2002;92(5):725–29.
5. How Has Life Expectancy Changed over Time? Office for National Statistics Website. https://www.ons.gov.uk/peoplepopulationandcommunity/birthsdeathsandmarriages/lifeexpectancies/articles/howhaslifeexpectancychangedovertime/2015-09-09. Published September 9, 2015. Accessed May 23, 2018.
6. Pappas S. Dickensian Diagnosis: Tiny Tim's Symptoms Decoded. Live Science Website. https://www.livescience.com/18802-dickens-tiny-tim-diagnosis.html. Published March 5, 2012. Accessed May 23, 2018.
7. Bowyer J. What Was Charles Dickens Really Doing When He Wrote "A Christmas Carol"? *Forbes.* December 11, 2013. https://www.forbes.com/sites/jerrybowyer/2013/12/11/what-was-charles-dickens-really-doing-when-he-wrote-a-christmas-carol/#57e9a23b7db8. Accessed May 23, 2018.
8. Weller C. These Charts Show the World Is Better Than Ever—Even If Things Seem Apocalyptic. *Business Insider.* September 18, 2017. http://www.businessinsider.com/charts-global-progress-humanity-getting-better-2017-9. Accessed May 23, 2018.
9. Case A, Deaton A. Rising morbidity and mortality in mid-life among white non-Hispanic Americans in the 21st century. *Proceedings of the National Academy of Sciences of the United States of America.* 2015;112(49):15078–83.
10. Vance JD. *Hillbilly Elegy.* New York: Harper; 2016.
11. Average Number of People per Household in the United States from 1960 to 2017. Statista Website. https://www.statista.com/statistics/183648/average-size-of-households-in-the-us/. Accessed May 23, 2018.
12. Vo LT. What Americans Earn. *NPR.* July 16, 2012. https://www.npr.org/sections/money/2012/07/16/156688596/what-americans-earn. Accessed May 23, 2018.
13. Bor J, Cohen GH, Galea S. Population health in an era of rising income inequality: USA, 1980–2015. *The Lancet.* 2017;389(10077):1475–90.

dont-deserve-affordable-care.html. Accessed May 22, 2018.
7. Gun Violence by the Numbers. Everytown for Gun Safety Website. https://everytownresearch.org/gun-violence-by-the-numbers/#BlackAmericans. Accessed May 22, 2018.

第十四章

1. *Star Trek II: The Wrath of Khan* (film). Directed by Nicholas Meyer. USA: Paramount Pictures; 1982.
2. Gene Roddenberry. America and the Utopian Dream: Yale University Website. http://brbl-archive.library.yale.edu/exhibitions/utopia/ut15.html. Accessed May 22, 2018.
3. Burns JH. Happiness and utility: Jeremy Bentham's equation. *Utilitas*. 2005;17(1):46–61.
4. Katz J. The First Count of Fentanyl Deaths in 2016: Up 540% in Three Years. *The New York Times*. September 2, 2017. https://www.nytimes.com/interactive/2017/09/02/upshot/fentanyl-drug-overdose-deaths.html. Accessed May 22, 2018.
5. Slovic P, Finucane ML, Peters E, MacGregor DG. Risk as analysis and risk as feelings: some thoughts about affect, reason, risk, and rationality. *Risk Analysis*. 2004;24(2):311–22.
6. Galea S. Obamacare Is Not Enough. *US News & World Report*. June 15, 2016. https://www.usnews.com/opinion/articles/2016-06-15/obamacare-is-not-enough-to-improve-americans-health. Accessed May 22, 2018.
7. Fletcher H. Q&A: Dr. Tony Iton: "What's in the Way of the American Dream Right Now?" *BirdDog*. March 21, 2018. https://readbirddog.com/2018/03/21/dr-tony-iton-on-why-american- dream-is-faltering/. Accessed May 22, 2018.
8. Life Expectancy at Birth (Years), 2000–2016: Both Sexes: 2016. Life expectancy. WHO Website. http://gamapserver.who.int/gho/interactive_charts/mbd/life_expectancy/atlas.html. Accessed May 22, 2018.
9. Molina RL, Pace LE. A renewed focus on maternal health in the United States. *The New England Journal of Medicine*. 2017;377(18):1705–07.
10. Impaired Driving: Get the Facts. Centers for Disease Control and Prevention Website. https://www.cdc.gov/motorvehiclesafety/impaired_driving/impaired-drv_factsheet.html. Updated June 16, 2017. Accessed May 22, 2018.
11. Community Water Fluoridation. Centers for Disease Control and Prevention Website. https://www.cdc.gov/fluoridation/index.html. Updated February 21, 2018. Accessed May 22, 2018.
12. Mind-Meld, Vulcan. Star Trek Website. http://www.startrek.com/database_article/mind-meld-vulcan. Accessed May 22, 2018.
13. Star Trek: The Original Series. Memory Alpha Website. http://memory-alpha.wikia.com/wiki/Star_Trek:_The_Original_ Series. Accessed May 22, 2018.

16. The Story of Silent Spring. Natural Resources Defense Council Website. https://www.nrdc.org/stories/story-silent-spring. Published August 13, 2015. Accessed May 20, 2018.
17. Conis E. Beyond Silent Spring: An Alternate History of DDT. *Distillations*. Winter 2017. https://www.sciencehistory.org/distillations/magazine/beyond-silent-spring-an-alternate-history-of-ddt. Accessed May 20, 2018.
18. Lewis J. The Birth of EPA. US Environmental Protection Agency Website. https://archive.epa.gov/epa/aboutepa/birth-epa.html. Accessed May 20, 2018.
19. Bader P, Boisclair D, Ferrence R. Effects of tobacco taxation and pricing on smoking behavior in high risk populations: a knowledge synthesis. *International Journal of Environmental Research and Public Health*. 2011;8(11):4118–39.
20. Brownell KD, Frieden TR. Ounces of prevention: the public policy case for taxes on sugared beverages. *The New England Journal of Medicine*. 2009;360(18):1805–08.
21. Weiner R. The New York City Soda Ban Explained. *The Washington Post*. March 11, 2013. https://www.washingtonpost.com/news/the-fix/wp/2013/03/11/the-new-york-city-soda-ban-explained/?utm_term=.e2d1b6eaf06f. Accessed May 20, 2018.
22. Grynbaum MM. New York's Ban on Big Sodas Is Rejected by Final Court. *The New York Times*. June 26, 2014. https://www.nytimes.com/2014/06/27/nyregion/city-loses-final-appeal-on-limiting-sales-of-large-sodas.html. Accessed May 20, 2018.
23. Galoozis C. A New Kind of Paternalism. *Harvard Political Review*. October 27, 2012. http://harvardpolitics.com/united-states/a-new-kind-of-paternalism/. Accessed May 20, 2018.

第十三章

1. Fortuna. Encyclopedia Britannica Website. https://www.britannica.com/topic/Fortuna-Roman-goddess. Accessed May 22, 2018.
2. Tomasetti C, Li L, Vogelstein B. Stem cell divisions, somatic mutations, cancer etiology, and cancer prevention. *Science*. 2017;355(6331):1330–34.
3. Harris R. Cancer Is Partly Caused by Bad Luck, Study Finds. *NPR*. March 23, 2017. https://www.npr.org/sections/health-shots/2017/03/23/521219318/cancer-is-partly-caused-by-bad-luck-study-finds. Accessed May 22, 2018.
4. Cassidy J. Piketty's Inequality Story in Six Charts. *The New Yorker*. March 26, 2014. https://www.newyorker.com/news/john-cassidy/pikettys-inequality-story-in-six-charts. Accessed May 22, 2018.
5. Mason A. Equality of Opportunity. Encyclopedia Britannica Websitlooe. https://www.britannica.com/topic/equality-of-opportunity#ref1187627. Accessed May 22, 2018.
6. Chait J. Republican Blurts Out That Sick People Don't Deserve Affordable Care. *New York* Magazine. May 1, 2017. http://nymag.com/daily/intelligencer/2017/05/republican-sick-people-

Diseases Website. https://www.niddk.nih.gov/health-information/health-statistics/overweight-obesity. Accessed May 22, 2018.

3. The Healthcare Costs of Obesity. The State of Obesity Website. https://stateofobesity.org/healthcare-costs-obesity/. Accessed May 22, 2018.
4. Galea S, DelGizzo E. Meeting the Challenge of Obesity. Boston University School of Public Health Website. https://www.bu.edu/sph/2016/10/09/meeting-the-challenge-of-obesity/. Accessed May 22, 2018.
5. Larger Portion Sizes Contribute to US Obesity Problem. National Heart, Lung, and Blood Institute Website. https://www.nhlbi.nih.gov/health/educational/wecan/news-events/matte1.htm. Updated February 13, 2013. Accessed May 22, 2018.
6. Shen A. The Disastrous Legacy of Nancy Reagan's "Just Say No" Campaign. *ThinkProgress.* March 6, 2016. https://thinkprogress.org/the-disastrous-legacy-of-nancy-reagans-just-say-no-campaign-fd24570bf109/. Accessed May 22, 2018.
7. The Science of Drug Abuse and Addiction: The Basics. National Institute on Drug Abuse Website. https://www.drugabuse.gov/publications/media-guide/science-drug-abuse-addiction-basics. Accessed May 22, 2018.
8. Sullivan A. The Poison We Pick. *New York* Magazine. February 20, 2018. http://nymag.com/daily/intelligencer/2018/02/americas-opioid-epidemic.html. Accessed May 20, 2018.
9. Lopez G. The Maker of OxyContin Will Finally Stop Marketing the Addictive Opioid to Doctors. Vox. February 12, 2018. https://www.vox.com/science-and-health/2018/2/12/16998122/opioid-crisis-oxycontin-purdue-advertising. Accessed May 20, 2018.
10. Florida R. The Real Cause of the Opioid Crisis. *CityLab.* February 14, 2018. https://www.citylab.com/life/2018/02/the-real-cause-of-the-opioid-crisis/553118/. Accessed May 20, 2018.
11. Hornik R, Jacobsohn L, Orwin R, Piesse A, Kalton G. Effects of the national youth anti-drug media campaign on youths. *American Journal of Public Health.* 2008;98(12):2229–36.
12. Young NJ. The NRA Wasn't Always a Front for Gun Makers. *HuffPost.* February 24, 2018. https://www.huffingtonpost.com/entry/opinion-young-nra-history_us_5a907fbee4b03b55731c2169. Accessed May 20, 2018.
13. The DDT Story. Pesticide Action Network Website. http://www.panna.org/resources/ddt-story. Accessed May 20, 2018.
14. Paltzer S. The Other Foe: The US Army's Fight Against Malaria in the Pacific Theater, 1942–45. Army Historical Foundation Website. https://armyhistory.org/the-other-foe-the-u-s-armys-fight-against-malaria-in-the-pacific-theater-1942-45/. Accessed May 20, 2018.
15. American Chemical Society National Historic Chemical Landmarks. Rachel Carson's *Silent Spring.* American Chemical Society Website. https://www.acs.org/content/acs/en/education/whatischemistry/landmarks/rachel-carson-silent-spring.html. Accessed May 20, 2018.

5. Valant J. Donald Trump, Betsy DeVos, and the Changing Politics of Charter Schools. Brookings Website. https://www.brookings.edu/blog/brown-center-chalkboard/2017/02/07/donald-trump-betsy-devos-and-the-changing-politics-of-charter-schools/. Published February 7, 2017. Accessed May 23, 2018.
6. Moffit R. Obamacare and the Individual Mandate: Violating Personal Liberty and Federalism. The Heritage Foundation Website. https://www.heritage.org/health-care-reform/report/obamacare-and-the-individual-mandate-violating-personal- liberty-and.Published January 18, 2011. Accessed May 23, 2018.
7. Bandow D. Gun Rights and Liberty Go Hand in Hand. Cato Institute Website (originally appeared in *Investor's Business Daily*). https://www.cato.org/publications/commentary/gun-rights-liberty-go-hand-hand. Accessed May 23, 2018.
8. Reagan R. "Inaugural Address." January 20, 1981. Online by Gerhard Peters and John T. Woolley. The American Presidency Project Website. http://www.presidency.ucsb.edu/ws/?pid=43130. Accessed May 23, 2018.
9. Galea S. Why The Trump Administration Is Hazardous to Your Health. *Cognoscenti.* March 12, 2018. http://www.wbur.org/co-gnoscenti/2018/03/12/trump-health-life-expectancy-sandro-galea. Accessed May 23, 2018.
10. Lindsey R. A Cowboy Hero, Myth and Reality. *The New York Times.* 1981. https://www.nytimes.com/1981/01/21/us/a-cowboy-hero-myth-and-reality.html. Accessed May 23, 2018.
11. Homestead Act. History Website. https://www.history.com/topics/homestead-act. Accessed May 23, 2018.
12. Homestead Act (1862). Our Documents Website. https://www.ourdocuments.gov/doc.php?flash=true&doc=31. Accessed May 23, 2018.
13. The Homestead Act of 1862. National Archives Website. https://www.archives.gov/education/lessons/homestead-act. Accessed May 23, 2018.
14. The Last Homesteader. National Park Service Website. https://www.nps.gov/home/learn/historyculture/lasthomesteader.htm. Accessed May 23, 2018.
15. Roosevelt FD. "State of the Union Message to Congress." January 11, 1944. Franklin D. Roosevelt Presidential Library and Museum Website. http://www.fdrlibrary.marist.edu/archives/address_text.html. Accessed May 23, 2018.
16. Bradley A. Positive rights, negative rights and health care. *Journal of Medical Ethics.* 2010;36(12):838–41.

第十二章

1. *The Devil Wears Prada* (film). Directed by David Frankel. USA: 20th Century Fox; 2006.
2. Overweight & Obesity Statistics. National Institute of Diabetes and Digestive and Kidney

significance of humility. *The Journal of Positive Psychology*. 2017;12(1):3–12.
14. Sokol DK. "First do no harm" revisited. *The BMJ*. 2013;347: f6426.
15. Mukherjee S. New Zealand Is About to Make the Revolutionary HIV Prevention Drug Truvada Almost Free. *Fortune*. February 7, 2018. http://fortune.com/2018/02/07/new-zealand-hiv-prep-truvada/. Accessed May 22, 2018.
16. HIV and AIDS in South Africa. Avert Website. https://www.avert.org/professionals/hiv-around-world/sub-saharan-africa/south-africa. Accessed May 22, 2018.
17. Halliday S. Death and miasma in Victorian London: an obstinate belief. *The BMJ*. 2001;323(7327):1469–71.
18. Cholera. WebMD Website. https://www.webmd.com/a-to-z-guides/cholera-faq#1. Accessed May 22, 2018.
19. Tuthill K, illustrated by Van Wyk R. John Snow and the Broad Street Pump: on the trail of an epidemic. *Cricket*. 2003;31(3):23–31.
20. Black A. Broad Street Cholera Pump. Atlas Obscura Website. https://www.atlasobscura.com/places/broad-street-cholera-pump. Accessed May 22, 2018.
21. Marlowe C. *The Tragical History of Doctor Faustus*, ed. by The Rev. Alexander Dyce. Project Gutenberg Website. https://www.gutenberg.org/files/779/779-h/779-h.htm. Accessed May 22, 2018.
22. Stevenson RL. *The Strange Case of Dr. Jekyll and Mr. Hyde*. Project Gutenberg Website. https://www.gutenberg.org/files/43/43-h/43-h.htm. Accessed May 22, 2018.
23. Shelley M. *Frankenstein; or, the Modern Prometheus*. Project Gutenberg Website. https://www.gutenberg.org/files/84/84-h/84-h.htm. Accessed May 22, 2018.
24. Galea S,Tracy M, Hoggatt KJ, Dimaggio C, Karpati A. Estimated deaths attributable to social factors in the United States. *American Journal of Public Health*. 2011;101(8):1456–65.

第十一章

1. Fulbright JW. The American experiment in self-government. *The Virginia Magazine of History and Biography*. 1955;63(2):151–60.
2. Coates T. What This Cruel War Was Over. *The Atlantic*. June 22, 2015. https://www.theatlantic.com/politics/archive/2015/06/what-this-cruel-war-was-over/396482/. Accessed May 22, 2018.
3. *United Daughters of the Confederacy Magazine*. 1957. From Confederate Past Present Website. http://www.confederatepastpresent.org/index.php?option=com_content&view=article&id=88:confederate-princples-yesterday-and-today-oct-nov-1957&catid=36:the-civil-rights-era&Itemid=47. Accessed March 15, 2018.
4. *Brown v. Board of Education*. History Website. https://www.history.com/topics/black-history/brown-v-board-of-education-of-topeka. Accessed May 23, 2018.

24. UN Agencies, Partners to Launch Polio Vaccination Campaign Across Africa. *UN News*. March 24, 2017. https://news.un.org/en/story/2017/03/553932-un-agencies-partners-launch-polio-vaccination-campaign-across-africa. Accessed May 21, 2018.
25. Disease Eradication. History of Vaccines Website. https://www.historyofvaccines.org/content/articles/disease-eradication. Updated January 25, 2018. Accessed May 21, 2018.
26. 10 Facts on Polio Eradication. World Health Organization Website. http://www.who.int/features/factfiles/polio/en/. Updated April 2017. Accessed May 21, 2018.

第十章

1. Epstein J. *Fred Astaire*. New Haven, CT: Yale University Press; 2008.
2. Sara Smith I. Fred Astaire (1899–1987). Dance Heritage Coalition Website. http://www.danceheritage.org/treasures/astaire_essay_smith2.pdf. Accessed May 21, 2018.
3. Giles S. *Fred Astaire: His Friends Talk*. New York: Doubleday; 1988.
4. Lerner AJ. *The Street Where I Live*. New York: Norton; 1978.
5. Novey B. Can We Finally Stop Doing Things "Backwards and in Heels"? *NPR*. August 4, 2016. https://www.npr.org/sections/monkeysee/2016/08/04/488213995/can-we-finally- stop-doing-things-backwards-and-in-heels. Accessed May 21, 2018.
6. Hanson RT. Dancin' Fools: The Art of Fred Astaire and Gene Kelly. Humanities Seminar Program—University of Arizona Website. https://hsp.arizona.edu/course/dancin-fools-art-fred-astaire-and-gene-kelly. Accessed May 21, 2018.
7. Jones J. Master of Style, Elegance Was 88: Fred Astaire, Movies' Greatest Dancer, Dies. *Los Angeles Times*. June 23, 1987. http://articles.latimes.com/1987-06-23/news/mn-10167_1_fred-astaire. Accessed May 21, 2018.
8. Knopper S. Inside Michael Jackson's Iconic First Moonwalk Onstage. *Rolling Stone*. October 5, 2015. https://www.rollingstone.com/music/news/inside-michael-jackson-s-iconic-first-moonwalk-onstage-20151005. Accessed May 21, 2018.
9. Green A. How Jackie Chan Draws Inspiration from Classic Hollywood. *Mental Floss*. February 16, 2016. http://mentalfloss.com/article/75546/how-jackie-chan-draws-inspiration-classic-hollywood. Accessed May 21, 2018.
10. Wills G. *Certain Trumpets: The Call of Leaders*. New York: Simon & Schuster; 1994.
11. The Public Health Impact of Chemicals: Knowns and Unknowns. World Health Organization Website. http://www.who.int/ipcs/publications/chemicals-public-health-impact/en/ Accessed September 7, 2018.
12. Galea S, Riddle M, Kaplan GA. Causal thinking and complex system approaches in epidemiology. *International Journal of Epidemiology*. 2010;39(1):97–106.
13. Wright JC, Nadelhoffer T, Perini T, Langville A, Echols M, Venezia K. The psychological

December 13, 2013. Accessed May 21, 2018.

9. Steps of the Scientific Method. Science Buddies Website. https://www.sciencebuddies.org/science-fair-projects/science-fair/steps-of-the-scientific-method. Accessed May 21, 2018.
10. Shwed U, Bearman PS. The temporal structure of scientific consensus formation. *American Sociological Review*. 2010;75(6):817–40.
11. Galea S, DelGizzo E. How Do We Know When We Know Something? Boston University School of Public Health Website. https://www.bu.edu/sph/2017/11/05/how-do-we-know-when-we-know-something/. Published November 5, 2017. Accessed May 21, 2018.
12. Trinquart L, Johns DM, Galea S. Why do we think we know what we know? A metaknowledge analysis of the salt controversy. *International Journal of Epidemiology*. 2016;45(1):251–60.
13. Bernoulli's Principle. Encylopedia.com Website. https://www.encyclopedia.com/science-and-technology/physics/physics/bernoullis-principle. Accessed May 21, 2018.
14. Latour B. *Science in Action. How to Follow Scientists and Engineers Through Society*. Cambridge, MA: Harvard University Press; 1987.
15. Galea S. On the production of useful knowledge. *Milbank Quarterly*. 2017;95(4):722–25.
16. Galea S. On creating a national health conversation. *Milbank Quarterly*. 2018;96(1):5–8.
17. Trends in Current Cigarette Smoking Among High School Students and Adults, United States, 1965–2014. Centers for Disease Control and Prevention Website. https://www.cdc.gov/tobacco/data_statistics/tables/trends/cig_smoking/index.htm. Updated March 30, 2016. Accessed May 21, 2018.
18. Centers for Disease Control and Prevention. Achievements in public health, 1900–1999: Tobacco use. *Morbidity and Mortality Weekly Report (MMWR)*. 1999;48(43):986–93.
19. Office on Smoking and Health, National Center for Chronic Disease Prevention and Health Promotion, Centers for Disease Control and Prevention. History of the Surgeon General's Reports on Smoking and Health. Centers for Disease Control and Prevention Website. https://www.cdc.gov/tobacco/data_statistics/sgr/history/index.htm. Updated July 6, 2009. Accessed May 21, 2018.
20. Health Impact in 5 Years. Centers for Disease Control and Prevention Website. https://www.cdc.gov/policy/hst/hi5/index.html. Updated October 21, 2016. Accessed May 21, 2018.
21. Glynn I, Glynn J. *The Life and Death of Smallpox*. Cambridge: Cambridge University Press; 2004.
22. Public Health Historian, History of Medicine Division, National Library of Medicine, National Institutes of Health. Smallpox: A Great and Terrible Scourge. US National Library of Medicine Website. https://www.nlm.nih.gov/exhibition/smallpox/sp_ resistance.html. Published October 18, 2002. Updated July 30, 2013. Accessed May 21, 2018.
23. Inoculation. Thomas Jefferson's Monticello Website. https://www.monticello.org/site/research-and-collections/inoculation Accessed September 7, 2018.

mothers-keep-dying-after-giving-birth-shalon-irvings-story-explains-why. Accessed May 21, 2018.

4. Schopenhauer A, trans. by EFJ Payne. *On the Basis of Morality*. Providence, RI: Berghahn Books; 1995.
5. Galea S. A Public Health Lesson from Hurricane Harvey: Invest in Prevention. *Harvard Business Review*. September 1, 2017. https://hbr.org/2017/09/a-public-health-lesson-from-hurricane-harvey-invest-in-prevention. Accessed May 21, 2018.
6. Resnick B, Barclay E. What Every American Needs to Know About Puerto Rico's Hurricane Disaster. *Vox*. October 16, 2017. https://www.vox.com/science-and-health/2017/9/26/16365994/hurricane-maria-2017-puerto-rico-san-juan-humanitarian-disaster-electricty-fuel-flights-facts. Accessed May 21, 2018.
7. Levenson E. These Are the Victims of the Florida School Shooting. *CNN*. February 21, 2018. https://www.cnn.com/2018/02/15/us/florida-shooting-victims-school/index.html. Accessed May 21, 2018.
8. Galea S. The Case for Public Health, in 18 Charts. *HuffPost*. August 25, 2016. https://www.huffingtonpost.com/sandro-galea/the-case-for-public-healt_b_11699182.html. Accessed May 21, 2018.

第九章

1. Humoral doctrine. The Free Dictionary Website. https:// medical-dictionary.thefreedictionary.com/humoral+theory. Accessed May 21, 2018.
2. Iyengar S. *Shakespeare's Medical Language: A Dictionary*. Arden Shakespeare Dictionaries. New York: Bloomsbury; 2014.
3. Greenstone G. The history of bloodletting. *British Columbia Medical Journal*. 2010;52(1):12–14.
4. Epistemology. AskDefine Website. http://epistemology.askdefinebeta.com/. Accessed May 21, 2018.
5. Galea S, Ettman C, DelGizzo E. On Knowledge and Values. Boston University School of Public Health Website. https://www.bu.edu/sph/2016/10/16/on-knowledge-and-values/. Published October 16, 2016. Accessed May 21, 2018.
6. Aristotle. *Metaphysics*. Classical Wisdom Weekly Website. https://classicalwisdom.com/greek_books/metaphysics-by-aristotle-book-iv/7/. Accessed May 21, 2018.
7. Epistemology. The Basics of Philosophy Website. https://www.philosophybasics.com/branch_epistemology.html. Accessed May 21, 2018.
8. Chappell SG. Plato on Knowledge in the *Theaetetus*. Stanford Encyclopedia of Philosophy Website. https://plato.stanford.edu/entries/plato-theaetetus/. Published May 7, 2005. Updated

24. Applestein D. The Three-Fifths Compromise: Rationalizing the Irrational. National Constitution Center Website. https://constitutioncenter.org/blog/the-three-fifths-compromise-rationalizing-the-irrational/. Published February 12, 2013. Accessed May 20, 2018.
25. Lithwick D, Stern MJ. Consequences in Texas. *Slate*. August 25, 2017. http://www.slate.com/articles/news_and_politics/juris-prudence/2017/08/an_era_of_racist_voter_id_laws_in_texas_may_be_coming_to_an_end.html. Accessed May 20, 2018.
26. Haake G, Franco A, Clark D, Rosenberg J. Thousands March in Boston for Counter-Protest to "Free Speech Rally." *NBC News*. August 19, 2017. https://www.nbcnews.com/news/us-news/thousands-march-boston-counter-protest-free-speech-rally-n794156. Accessed May 20, 2018.
27. Gambino L, Siddiqui S, Owen P, Helmore E. Thousands Protest Against Trump Travel Ban in Cities and Airports Nationwide. *The Guardian*. January 29, 2017. https://www.theguardian.com/us-news/2017/jan/29/protest-trump-travel-ban-muslims-airports. Accessed May 20, 2018.
28. Moseley A. Philosophy of Love. Internet Encyclopedia of Philosophy Website. http://www.iep.utm.edu/love/#SH1c. Accessed May 20, 2018.
29. Popova M. An Experiment in Love: Martin Luther King, Jr. on the Six Pillars of Nonviolent Resistance and the Ancient Greek Notion of "Agape." *Brain Pickings*. https://www.brainpickings.org/2015/07/01/martin-luther-king-jr-an-experiment-in-love/. Accessed May 20, 2018.
30. The Holy Bible: King James Version. MLibrary Digital Collections – University of Michigan. https://quod.lib.umich.edu/cgi/k/kjv/kjv-idx?type=citation&book=Matthew&chapno=22&startverse=34&endverse=40. Accessed May 20, 2018.
31. Galea S,Tracy M, Hoggatt KJ, DiMaggio C, Karpati A. Estimated deaths attributable to social factors in the United States. *American Journal of Public Health*. 2011;101(8):1456–65.
32. Augustine. Graves D, ed. #110: Augustine's Love Sermon. Christian History Institute Website. https://christianhistoryinstitute.org/study/module/augustine. Accessed May 20, 2018.
33. Auden WH. *As I Walked Out One Evening*. Academy of American Poets Website. From *Another Time*, by WH Auden. Random House; 1940. https://www.poets.org/poetsorg/poem/i-walked-out-one-evening. Accessed May 20, 2018.

第八章

1. Compassion. Dictionary by Merriam-Webster Website. https://www.merriam-webster.com/dictionary/compassion. Accessed May 21, 2018.
2. King, Jr. ML. "Beyond Vietnam: A Time to Break Silence." Speech delivered on April 4, 1967. American Rhetoric Website. http://www.americanrhetoric.com/speeches/mlkatimetobreaksilence.htm. Accessed May 21, 2018.
3. Martin N, Montagne R. Black Mothers Keep Dying After Giving Birth. Shalon Irving's Story Explains Why. *NPR*. December 7, 2017. https://www.npr.org/2017/12/07/568948782/black-

right-protests/index.html. Accessed May 20, 2018.
12. Trauma. American Psychological Association Website. http://www.apa.org/topics/trauma/. Accessed May 20, 2018.
13. Key Injury and Violence Data. Centers for Disease Control and Prevention Website. https://www.cdc.gov/injury/wisqars/overview/key_data.html. Updated May 8, 2017. Accessed May 20, 2018.
14. Depression, Trauma, and PTSD. US Department of Veterans Affairs Website. https://www.ptsd.va.gov/public/problems/depression-and-trauma.asp. Updated August 13, 2015. Accessed May 20, 2018.
15. Brady KT, Back SE. Childhood trauma, posttraumatic stress disorder, and alcohol dependence. *Alcohol Research: Current Reviews*. 2012;34(4):408–13.
16. Barnes LL, Mendes de Leon CF, Lewis TT, Bienias JL, Wilson RS, Evans DA. Perceived discrimination and mortality in a population-based study of older adults. *American Journal of Public Health*. 2008;98(7):1241–47.
17. Neiwert D. When White Nationalists Chant Their Weird Slogans, What Do They Mean? Southern Poverty Law Center Website. https://www.splcenter.org/hatewatch/2017/10/10/when-white-nationalists-chant-their-weird-slogans-what-do- they-mean. Published October 10, 2017. Accessed May 20, 2018.
18. Green E. Why the Charlottesville Marchers Were Obsessed with Jews. *The Atlantic*. August 15, 2017. https://www.theatlantic.com/politics/archive/2017/08/nazis-racism-charlottesville/536928/. Accessed May 20, 2018.
19. Washington Post staff. Deconstructing the Symbols and Slogans Spotted in Charlottesville. *The Washington Post*. August 18, 2017. https://www.washingtonpost.com/graphics/2017/local/charlottesville-videos/?utm_term=.44265344ff3e. Accessed May 20, 2018.
20. CNN. Does Donald Trump Think Muslims Are a Problem (CNN interview with Don Lemon). Online video clip. YouTube Website. https://www.youtube.com/watch?v=RoLjObigUNA. Accessed May 20, 2018.
21. Lopez G. We Need to Stop Acting Like Trump Isn't Pandering to White Supremacists. *Vox*. August 14, 2017. https://www.vox.com/policy-and-politics/2017/8/13/16140504/trump-charlottesville-white-supremacists. Accessed May 20, 2018.
22. Dawsey J. Trump Derides Protections for Immigrants from "Shithole" Countries. *The Washington Post*. January 12, 2018. https://www.washingtonpost.com/politics/trump-attacks-protections-for-immigrants-from-shithole-countries-in-oval-office-meeting/2018/01/11/bfc0725c-f711-11e7-91af-31ac729add94_story.html?utm_term=.aabb097282fa. Accessed May 20, 2018.
23. Jefferson T, et al. The Declaration of Independence. USHistory. org Website. http://www.ushistory.org/declaration/document/ . Accessed May 20, 2018.

38. Sullivan A. The Poison We Pick. *New York Magazine*. February 20, 2018. http://nymag.com/daily/intelligencer/2018/02/americas-opioid-epidemic.html. Accessed May 20, 2018.
39. Health Is Other People. Kamwell Website. http://kamwell.com/health-is-other-people/. Accessed May 20, 2018.

第七章

1. McCall Smith A. WH Auden Can Teach Us Not to Be Afraid. *The New Republic*. September 20, 2013. https://newrepublic.com/article/114792/w-h-auden-can-teach-us-not-be-afraid. Accessed May 20, 2018.
2. Auden WH. *September 1, 1939*. Academy of American Poets Website. From *Another Time*, by WH Auden. Random House;1940. https://www.poets.org/poetsorg/poem/september-1-1939. Accessed May 20, 2018.
3. 1939: Germans Invade Poland. History Website. https://www.history.com/this-day-in-history/germans-invade-poland. Accessed May 20, 2018.
4. Auden WH. *Epitaph on a Tyrant*. Academy of American Poets Website. From Another Time, by WH Auden. Random House; 1940. https://www.poets.org/poetsorg/poem/epitaph-tyrant. Accessed May 20, 2018.
5. Hitchens C. The Verbal Revolution. *Slate*. August 25, 2008. http://www.slate.com/articles/news_and_politics/fighting_words/2008/08/the_verbal_revolution.html. Accessed May 20, 2018.
6. Auden WH. *Lullaby*. Academy of American Poets Website. From *Another Time*, by WH Auden. Random House; 1940. https://www.poets.org/poetsorg/poem/lullaby-0. Accessed May 20, 2018.
7. Truth Commission: South Africa. United States Institute of Peace Website. https://www.usip.org/publications/1995/12/truth-commission-south-africa. Accessed May 20, 2018.
8. Fortin J. The Statue at the Center of Charlottesville's Storm. *The New York Times*. August 13, 2017. https://www.nytimes.com/2017/08/13/us/charlottesville-rally-protest-statue.html?mcubz=1. Accessed May 20, 2018.
9. The New York Times. How the Violence Unfolded in Charlottesville. Online video clip. YouTube Website. https://www.youtube.com/watch?v=dSS1G1MP6Cs. Accessed May 20, 2018.
10. Spencer H, Dickerson C. Heather Heyer, Charlottesville Victim, Cannot Be Silenced, Mother Says. *The New York Times*. August 16, 2017. https://www.nytimes.com/2017/08/16/us/charlottesville-heather-heyer-memorial-mother.html. Accessed May 20, 2018.
11. Merica D. Trump Condemns "Hatred, Bigotry and Violence on Many Sides" in Charlottesville. *CNNPolitics*. August 13, 2017. https://www.cnn.com/2017/08/12/politics/trump-statement-alt-

and_science/medical_examiner/ 2013/08/dangers_of_loneliness_social_isolation_is_deadlier_than_obesity.html. Accessed May 20, 2018.
25. Burholt V, Windle G, Morgan DJ, on behalf of the CFAS Wales team. A social model of loneliness: the roles of disability, social resources, and cognitive impairment. *The Gerontologist.* 2017;57(6):1020–30.
26. Loneliness Among Older Adults. AARP. org Website. https://www.aarp.org/content/dam/aarp/research/surveys_statistics/general/2012/loneliness-fact-sheet.doi.10.26419%252Fres.00064.002.pdf. Accessed May 20, 2018.
27. van den Broek T. Gender differences in the correlates of loneliness among Japanese persons aged 50–70. *Australasian Journal on Ageing.* 2017;36(3):234–37.
28. Perissinotto CM, Stijacic Cenzer I, Covinsky KE. Loneliness in older persons: a predictor of functional decline and death. *Archives of Internal Medicine.* 2012;172(14):1078–83.
29. Gale CR, Westbury L, Cooper C. Social isolation and loneliness as risk factors for the progression of frailty: the English Longitudinal Study of Ageing. *Age and Ageing.* 2018;47(3):392–97.
30. Tan Chen V. All Hollowed Out. The Atlantic. January 16, 2016. https://www.theatlantic.com/business/archive/2016/01/white-working-class-poverty/424341/. Accessed May 20, 2018.
31. Case A, Deaton A. Rising morbidity and mortality in mid-life among white non-Hispanic Americans in the 21st century. *Proceedings of the National Academy of Sciences of the United States of America.* 2015;112(49):15078–83.
32. Case A, Deaton A. Mortality and Morbidity in the 21st Century. Brookings Website. https://www.brookings.edu/bpea-articles/mortality-and-morbidity-in-the-21st-century/. Published March 23, 2017. Accessed May 20, 2018.
33. Lawson A. Home Owners' Loan Corporation. Encyclopedia. com Website. https://www.encyclopedia.com/history/united-states-and-canada/us-history/home-owners-loan-corporation. Accessed May 20, 2018.
34. Hunt DB. Redlining. Encyclopedia of Chicago Website. http://www.encyclopedia.chicagohistory.org/pages/1050.html. Accessed May 20, 2018.
35. DeParle J. When Government Drew the Color Line. *The New York Review of Books.* February 22, 2018. http://www.nybooks.com/articles/2018/02/22/when-government-drew-the-color-line/. Accessed May 20, 2018.
36. Eligon J, Gebeloff R. Affluent and Black, and Still Trapped by Segregation. *The New York Times.* August 20, 2016. https://www.nytimes.com/2016/08/21/us/milwaukee-segregation-wealthy-black-families.html. Accessed May 20, 2018.
37. Social Explorer Featured in NY Times Article on Segregation of Affluent Black Families. Social Explorer Website. https://www.socialexplorer.com/blog/post/social-explorer-featured-in-ny-times-article-on-segregation-of-affluent-black-families-5645. Accessed May 20, 2018.

https://www.nytimes.com/2007/07/25/health/25iht-fat.4.6830240.html?mtrref=undefined. Accessed May 19, 2018.
9. Christakis NA, Fowler JH. The spread of obesity in a large social network over 32 years. *The New England Journal of Medicine.* 2007;357(4):370–79.
10. Freudenberg N, Galea S, Vlahov D, eds. *Cities and the Health of the Public.* Nashville, TN: Vanderbilt University Press; 2006.
11. Social contagion. Oxford Reference Website. http://www.oxfordreference.com/view/10.1093/acref/9780199534067.001. 0001/acref-9780199534067-e-7741. Accessed May 20,2018.
12. Social Learning Theory (Bandura). Learning Theories and Models Summaries Website. https://www.learning-theories.com/social-learning-theory-bandura.html. Accessed May 20, 2018.
13. Christakis NA, Fowler JH. The collective dynamics of smoking in a large social network. *The New England Journal of Medicine.* 2008;358(21):2249–58.
14. JN Rosenquist, JH Fowler, NA Christakis. Social network determinants of depression. *Molecular Psychiatry.* 2011;16(3):273–81.
15. Mednick SC, Christakis NA, Fowler JH. The spread of sleep loss influences drug use in adolescent social networks. *PLOS One.* 2010;5(3):e9775.
16. Datar A, Nicosia N. Assessing social contagion in body mass index, overweight, and obesity using a natural experiment. *JAMA Pediatrics.* 2018;172(3):239–46.
17. Mesic A. POV: Solitary Confinement Offends Basic Humanity. *BU Today.* February 6, 2018. http://www.bu.edu/today/2018/pov-solitary-confinement-offends-basic-humanity/?utm_source=social&utm_medium=TWITTER&utm_campaign=prbuexperts. Accessed May 20, 2018.
18. Holt-LunstadJ, Smith TB, Baker M, Harris T, Stephenson D. Loneliness and social isolation as risk factors for mortality: a meta-analytic review. *Perspectives on Psychological Science.* 2015;10(2):227–37.
19. Holt-Lunstad J, Smith TB, Layton JB. Social relationships and mortality risk: a meta-analytic review. *PLOS Medicine.* 2010;7(7):e1000316.
20. Yeginsu C. UK Appoints a Minister for Loneliness. *The New York Times.* January 17, 2018. https://www.nytimes.com/2018/01/17/world/europe/uk-britain-loneliness.html. Accessed May 20, 2018.
21. The Beatles. Eleanor Rigby Lyrics. LyricsFreak.com Website. http://www.lyricsfreak.com/b/beatles/eleanor+rigby_ 10026674.html. Accessed May 20, 2018.
22. Definition of Addiction. American Society of Addiction Medicine Website. https://www.asam.org/resources/definition-of-addiction. Accessed May 20, 2018.
23. Hobbes M. Together Alone: The Epidemic of Gay Loneliness. *Huffington Post Highline.* March 2, 2017. https://highline.huffingtonpost.com/articles/en/gay-loneliness/. Accessed May 20, 2018.
24. Olien J. Loneliness Is Deadly. *Slate.* August 23, 2013. http://www.slate.com/articles/health_

22. Alexander D, Currie J. Is it who you are or where you live? Residential segregation and racial gaps in childhood asthma. *Journal of Health Economics*. 2017;55:186–200.
23. Dowell JA. Social interactions and children with asthma. *Journal of Child Health Care*. 2016;20(4):512–20.
24. Wilmot NA, Dauner KN. Examination of the influence of social capital on depression in fragile families. *Journal of Epidemiology & Community Health*. 2017;71(3):296–302.
25. HUD Issues Final Rule to Help Children Exposed to Lead Paint Hazards. US Department of Housing and Urban Development Website. https://www.hud.gov/press/press_releases_media_advisories/2017/HUDNo_17-006.Released January 13, 2017. Accessed May 19, 2018.
26. Bouchard M, et al. Blood lead levels and major depressive disorder, panic disorder, and generalized anxiety disorder in US young adults. *Archives of General Psychiatry*. 2009;66(12):1313–19.
27. Flora G, Gupta D, Tiwari A. Toxicity of lead: a review with recent updates. *Interdisciplinary Toxicology*. 2012;5(2):47–58.
28. World's Population Increasingly Urban with More Than Half Living in Urban Areas. United Nations Website. http://www.un.org/en/development/desa/news/population/world-urbanization- prospects-2014.html. Published July 10, 2014. Accessed May 19, 2018.

第六章

1. Sartre J-P, trans. by Gilbert S, Abel L. *No Exit, and Three Other Plays*. New York: Vintage Books; 1955.
2. Pennisi E. How Humans Became Social. *Wired*. November 9, 2011. https://www.wired.com/2011/11/humans-social/. Accessed May 19, 2018.
3. Donne J. Devotions upon Emergent Occasions: Meditation XVII. Christian Classics Ethereal Library Website. http://www.ccel.org/ccel/donne/devotions.txt. Accessed May 19, 2018.
4. Umberson D, Montez JK. Social relationships and health: a flashpoint for health policy. *Journal of Health and Social Behavior*. 2010;51(Suppl):S54–S66.
5. Yang YC, Boen C, Gerken K, Li T, Schorpp K, Harris KM. Social relationships and physiological determinants of longevity across the human life span. *Proceedings of the National Academy of Sciences of the United States of America*. 2016;113(3):578–83.
6. Vaccines Protect Your Community. Vaccines.gov Website. https://www.vaccines.gov/basics/work/protection/index.html. Accessed May 19, 2018.
7. Phadke VK, Bednarczyk RA, Salmon DA, Omer SB. Association between vaccine refusal and vaccine-preventable diseases in the United States: a review of measles and pertussis. *JAMA: The Journal of the American Medical Association*. 2016;315(11):1149–58.
8. Kolata G. Obesity spreads to friends, study concludes. *The New York Times*. July 25, 2007.

6. Wallace DF. "Plain Old Untrendy Troubles and Emotions." *The Guardian*. September 19, 2008. https://www.theguardian.com/books/2008/sep/20/fiction. Accessed May 18, 2018.
7. Galea S, Vlahov D. Urban health: evidence, challenges, and directions. *Annual Review of Public Health*. 2005;26:341–65.
8. Weich S, Blanchard M, Prince M, Burton E, Erens B, Sproston K. Mental health and the built environment: cross-sectional survey of individual and contextual risk factors for depression. *British Journal of Psychiatry*. 2002;180:428–33.
9. O'Sullivan F. Did London's Housing Crisis Help Spark a Fatal Blaze? *CityLab*. June 14, 2017. https://www.citylab.com/equity/2017/06/grenfell-tower-fire/530262/. Accessed May 18, 2018.
10. BBC News. Grenfell Tower Final Death Toll Stands at 71. *BBC News*. November 16, 2017. http://www.bbc.com/news/uk-42008279. Accessed May 18, 2018.
11. Veitch J, Abbott G, Kaczynski AT, Wilhelm Stanis SA, Besenyi GM, Lamb KE. Park availability and physical activity, TV time, and overweight and obesity among women: findings from Australia and the United States. *Health & Place*. 2016;38:96–102.
12. Astell-Burt T, Mitchell R, Hartig T. The association between green space and mental health varies across the lifecourse. A longitudinal study. *Journal of Epidemiology and Community Health*. 2014;68(6):578–83.
13. Barnett E, Casper M. A definition of "social environment." *American Journal of Public Health*. 2001;91(3):465.
14. Faris REL, Dunham HW. *Mental Disorders in Urban Areas: An Ecological Study of Schizophrenia and Other Psychoses*. Chicago, IL: Chicago University Press; 1939.
15. Christensen J. PTSD from Your ZIP Code: Urban Violence and the Brain. *CNN*. March 27, 2015. https://www.cnn.com/2014/ 03/27/health/urban-ptsd-problems/. Accessed May 19, 2018.
16. Ahern J, Galea S, Hubbard A, Syme LS. Neighborhood smoking norms modify the relation between collective efficacy and smoking behavior. *Drug and Alcohol Dependence*. 2009;100(1–2):138–45.
17. Suglia SF, Shelton RC, Hsiao A, Wang YC, Rundle A, Link BG. Why the neighborhood social environment is critical in obesity prevention. *Journal of Urban Health*. 2016;93(1):206–12.
18. Spencer N, Logan S. Social influences on birth weight. *Journal of Epidemiology & Community Health*. 2002;56(5):326–27.
19. Social capital. Dictionary.com Website. http://www.dictionary.com/browse/social-capital. Accessed May 19, 2018.
20. Aldrich DP, Meyer MA. Social capital and community resilience. *American Behavioral Scientist*. 2015;59(2):254–69.
21. Asthma Treatments. WebMD Website. https://www.webmd.com/asthma/guide/asthma-treatments#1. Accessed May 19, 2018.

28. Carswell C. How Reagan's EPA Chief Paved the Way for Trump's Assault on the Agency. *The New Republic*. March 21, 2017. https://newrepublic.com/article/141471/reagans-epa-chief-paved-way-trumps-assault-agency. Accessed May 17, 2018.
29. Reagan R. "Inaugural Address." January 20, 1981. Online by Gerhard Peters and John T. Woolley. The American Presidency Project Website. http://www.presidency.ucsb.edu/ws/?pid=43130. Accessed May 17, 2018.
30. Sellers C. Trump and Pruitt Are the Biggest Threat to the EPA in Its 47 Years of Existence. *Vox*. July 1, 2017. https://www.vox.com/2017/7/1/15886420/pruitt-threat-epa. Accessed May 17, 2018.
31. Ouroboros. Encyclopedia Britannica Website. https://www.britannica.com/topic/Ouroboros. Accessed May 17, 2018.
32. James Madison, Federalist 10, in Hamilton A, Madison J, Jay J. *The Federalist*, ed. by Jacob E. Cooke. Middletown, CT: Wesleyan University Press; 1961.
33. Taylor R, Rieger A. Medicine as social science: Rudolf Virchow on the typhus epidemic in Upper Silesia. *International Journal of Health Services*. 1985;15(4):547–59.
34. Azar HA. Rudolf Virchow, not just a pathologist: a re-examination of the report on the typhus epidemic in Upper Silesia. *Annals of Diagnostic Pathology*. 1997;1(1):65–71.
35. Drotman DP. Emerging infectious diseases: a brief biographical heritage. *Emerging Infectious Diseases*. 1998;4(3):372–73.
36. The Universal Declaration of Human Rights. The United Nations Website. http://www.un.org/en/universal-declaration-human-rights/. Accessed May 17, 2018.

第五章

1. Centers for Disease Control and Prevention. *Asthma Facts—CDC's National Asthma Control Program Grantees*. Atlanta, GA: Department of Health and Human Services, Centers for Disease Control and Prevention; 2013.
2. Gern JE. The urban environment and childhood asthma study. *Journal of Allergy and Clinical Immunology*. 2010;125(3):545–49.
3. Ramey C. America's Unfair Rules of the Road. *Slate*. February 27, 2015. http://www.slate.com/articles/news_and_politics/politics/2015/02/america_s_transportation_system_discriminates_against_minorities_and_poor.html. Accessed May 18, 2018.
4. Pénard-Morand C, et al. Long-term exposure to close-proximity air pollution and asthma and allergies in urban children. *European Respiratory Journal*. 2010;36(1):33–40.
5. Khreis H, Nieuwenhuijsen MJ. Traffic-related air pollution and childhood asthma: recent advances and remaining gaps in the exposure assessment methods. *International Journal of Environmental Research and Public Health*. 2017;14(3):pii:E312.

13. Global Road Safety Partnership Website. https://www.grsproadsafety.org/. Accessed May 16, 2018.
14. National Highway Traffic Safety Administration Website. https://www.nhtsa.gov/. Accessed May 16, 2018.
15. National Transportation Safety Board Website. https://www.ntsb.gov/Pages/default.aspx. Accessed May 16, 2018.
16. Galea S. Climate Change Is Making Us Sick. *Cognoscenti*. June 2, 2017. http://www.wbur.org/cognoscenti/2017/06/02/climate-change-is-making-us-sick. Accessed May 16, 2018.
17. Fink DS, Galea S. Life course epidemiology of trauma and related psychopathology in civilian populations. *Current Psychiatry Reports*. 2015;17(5):31.
18. Climate Change and Disasters. UNHCR—The UN Refugee Agency Website. http://www.unhcr.org/en-us/climate-change-and-disasters.html. Accessed May 16, 2018.
19. Gushulak B, Weekers J, Macpherson D. Migrants and emerging public health issues in a globalized world: threats, risks and challenges, an evidence-based framework. *Emerging Health Threats Journal*. 2009;2:e10.
20. Andrees B, Belser P, eds. *Forced Labor: Coercion and Exploitation in the Private Economy*. Boulder, CO: Lynne Rienner Publishers; 2009.
21. Coffel ED, Horton RM, de Sherbinin A. Temperature and humidity based projections of a rapid rise in global heat stress exposure during the 21st century. *Environmental Research Letters*. 2017;13(1):014001.
22. Facts: Climate Change: How Do We Know? NASA: Climate Change and Global Warming Website. https://climate.nasa.gov/evidence/. Accessed May 17, 2018.
23. Davey M. Humans Causing Climate to Change 170 Times Faster Than Natural Forces. *The Guardian*. February 12, 2017. https://www.theguardian.com/environment/2017/feb/12/humans-causing-climate-to-change-170-times-faster-than-natural-forces. Accessed May 17, 2018.
24. Lee A. Moving the Overton Window. *Big Think*. http://bigthink.com/daylight-atheism/moving-the-overton-window. Accessed May 17, 2018.
25. Tanenhaus S. The Architect of the Radical Right. *The Atlantic*. July/August 2017 issue. https://www.theatlantic.com/magazine/archive/2017/07/the-architect-of-the-radical-right/528672/. Accessed May 17, 2018.
26. Rothman L. Here's Why the Environmental Protection Agency Was Created. *TIME*. March 22, 2017. http://time.com/4696104/environmental-protection-agency-1970-history/. Accessed May 17, 2018.
27. Nixon R. "Annual Message to the Congress on the State of the Union." January 22, 1970. Online by Gerhard Peters and John T. Woolley. The American Presidency Project Website. http://www.presidency.ucsb.edu/ws/?pid=2921. Accessed May 17, 2018.

29. Smoking & Cardiovascular Disease (Heart Disease). American Heart Association Website. http://www.heart.org/HEARTORG/HealthyLiving/QuitSmoking/QuittingResources/Smoking-Cardiovascular-Disease_UCM_ 305187_Article.jsp#.WvyBmdMvzVo. Updated February 17, 2014. Accessed May 16, 2018.
30. McGreal C. Robert Caro: A Life with LBJ and the Pursuit of Power. *The Guardian*. June 9, 2012. https://www.theguardian.com/world/2012/jun/10/lyndon-b-johnson-robert-caro-biography. Accessed May 16, 2018.

第四章

1. Aristotle, trans. by Benjamin Jowett. *The Complete Works of Aristotle: The Revised Oxford Translation*, ed. by Jonathan Barnes. Princeton, NJ: Princeton University Press; 1984.
2. Yemen Crisis: Who Is Fighting Whom? *BBC News*. January 30, 2018. http://www.bbc.com/news/world-middle-east-29319423. Accessed May 16, 2018.
3. How to Lose a Drug War: Heroin, HIV, and the Russian Federation. Pulitzer Center Website. https://pulitzercenter.org/project/russia-hiv-aids-heroin-drug-abuse-intervention-youth. Accessed May 16, 2018.
4. Burton TI. How Russia's Strongmen Use Homophobia to Stay in Power. *Vox*. August 2, 2017. https://www.vox.com/identities/2017/8/2/16034630/russias-strongmen-homophobia-power-kadyrov-chechnya-lgbtq. Accessed May 16, 2018.
5. HIV and AIDS in Russia. Avert Website. https://www.avert.org/professionals/hiv-around-world/eastern-europe-central-asia/russia. Accessed May 16, 2018.
6. Brock R. *Greek Political Imagery: From Homer to Aristotle*. London: Bloomsbury; 2013.
7. Isaacs J. The Ten Plagues. Chabad.org Website. https://www.chabad.org/library/article_cdo/aid/1653/jewish/The-Ten-Plagues.htm. Accessed May 16, 2018.
8. Bor J. Diverging life expectancies and voting patterns in the 2016 US presidential election. *American Journal of Public Health*. 2017;107(10):1560–62.
9. Centers for Disease Control and Prevention. Ten great public health achievements—United States, 1900–1990. *Morbidity and Mortality Weekly Report (MMWR)*. 1999;48(12):241–43.
10. Centers for Disease Control and Prevention. Achievements in public health, 1900–1999: motor-vehicle safety. *Morbidity and Mortality Weekly Report (MMWR)*. 1999;48(18):369–74.
11. Olmstead T. Highway Safety Act of 1966. Encyclopedia. com Website. https://www.encyclopedia.com/history/encyclopedias-almanacs-transcripts-and-maps/highway-safety-act-1966. Accessed May 16, 2018.
12. Intervention Fact Sheets: Primary Enforcement of Seat Belt Laws. Centers for Disease Control and Prevention Website. https://www.cdc.gov/motorvehiclesafety/calculator/factsheet/seatbelt.html. Updated December 2, 2015. Accessed May 16, 2018.

15. Berman T. Joe Biden's *Will & Grace* Shout-out Was "One of the Proudest Moments" of Debra Messing's Life. *New York Magazine*. May 10, 2012. http://nymag.com/daily/intelligencer/2012/05/debra-messing-biden-gay-marriage-will-grace.html. Accessed May 15, 2018.
16. Caro RA. LBJ Goes for Broke. *Smithsonian*. June 2002. https://www.smithsonianmag.com/history/lbj-goes-for-broke-64104277/. Accessed May 15, 2018.
17. History. 1965: Johnson Signs Medicare into Law. History Website. https://www.history.com/this-day-in-history/johnson-signs-medicare-into-law. Accessed May 15, 2018.
18. Zelizer JE. How Medicare Was Made. *The New Yorker*. February 15, 2015. https://www.newyorker.com/news/news-desk/medicare-made. Accessed May 15, 2018.
19. Rose S. *Financing Medicaid: Federalism and the Growth of America's Health Care Safety Net*. Ann Arbor: University of Michigan Press; 2013.
20. Bloch M, Fairfield H, Harris J, Keller J, Willis D, Bennett K. How the NRA Rates Lawmakers. *The New York Times*. https://archive.nytimes.com/www.nytimes.com/interactive/2012/12/19/us/politics/nra.html. Updated December 19, 2012. Accessed May 16, 2018.
21. Jamieson C. Gun Violence Research: History of the Federal Funding Freeze. *Psychological Science Agenda*. February 2013. http://www.apa.org/science/about/psa/2013/02/gun-violence.aspx. Accessed May 16, 2018.
22. Achenbach J, Higham S, Horwitz S. How NRA's True Believers Converted a Marksmanship Group into a Mighty Gun Lobby. *The Washington Post*. January 12, 2013. https://www.washingtonpost.com/politics/how-nras-true-believers-converted-a-marksmanship- group-into-a-mighty-gun-lobby/2013/01/12/51c62288-59b9-11e2-88d0-c4cf65c3ad15_story.html?utm_term=.25d629cb6dde. Accessed May 16, 2018.
23. Viral Hepatitis and Men Who Have Sex with Men. Centers for Disease Control and Prevention Website. https://www.cdc.gov/hepatitis/Populations/MSM.htm. Updated May 16, 2018. Accessed May 16, 2018.
24. Substance Use and SUDs in LGBT Populations. National Institute on Drug Abuse Website. https://www.drugabuse.gov/ related-topics/substance-use-suds-in-lgbt-populations. Updated September 2017. Accessed May 16, 2018.
25. Case P, et al. Sexual orientation, health risk factors, and physical functioning in the Nurses' Health Study II. *Journal of Women's Health*. 2004;13(9):1033–47.
26. Clements-Nolle K, Marx R, Katz M. Attempted suicide among transgender persons: the influence of gender-based discrimination and victimization. *Journal of Homosexuality*. 2006;51(3):53–69.
27. Time's Up Now Website. https://www.timesupnow.com/. Accessed May 16, 2018.
28. Centers for Disease Control and Prevention. Achievements in Public Health, 1900–1999: tobacco use. *Morbidity and Mortality Weekly Report (MMWR)*. 1999;48(43):986–93.

2. Longley K. *LBJ's 1968: Power, Politics, and the Presidency in America's Year of Upheaval.* New York: Cambridge University Press; 2018.
3. Longley K. Even in the 1960s, The NRA Dominated Gun Control Debates. *The Washington Post.* October 5, 2017. https://www.washingtonpost.com/news/made-by-history/wp/2017/10/05/even-in-the-1960s-the-nra-dominated-gun-control- debates/?utm_term=.89fc91682ed9. Accessed May 15, 2018.
4. Johnson LB. "Letter to the President of the Senate and to the Speaker of the House Urging Passage of an Effective Gun Control Law." June 6, 1968. Online by Gerhard Peters and John T. Woolley. The American Presidency Project Website. http://www.presidency.ucsb.edu/ws/index.php?pid=28911. Accessed May 15, 2018.
5. Casselman B, Conlen M, Fischer-Baum R. Gun Deaths in America. *FiveThirtyEight.* https://fivethirtyeight.com/features/gun-deaths/. Accessed May 15, 2018.
6. Gun Violence by the Numbers. Everytown for Gun Safety Website. https://everytownresearch.org/gun-violence-by-the-numbers/. Accessed May 15, 2018.
7. Bakalar N. A Dire Weekly Total for the US: 25 Children Killed by Guns. *The New York Times.* June 19, 2017. https://www.nytimes.com/2017/06/19/health/guns-children-cdc-us-firearms.html?mcubz=1&mtrref=undefined&gwh=50FB6F931D9998FAC51C68D98AA9EAE2&gwt=pay. Accessed May 15, 2018.
8. Bialik C. Most Americans Agree with Obama That More Gun Buyers Should Get Background Checks. *FiveThirtyEight.* January 5, 2016. https://fivethirtyeight.com/features/most-americans-agree-with-obama-that-more-gun-buyers-should-get-background-checks/. Accessed May 15, 2018.
9. Quinnipac University. US Voters Oppose Syrian Refugees, But Not All Muslims, Quinnipiac University National Poll Finds; President Should Combat Climate Change, Voters Say 3-1. December 23, 2015. Quinnipiac University Poll Website. https://poll.qu.edu/national/release-detail?ReleaseID=2312. Accessed May 15, 2018.
10. Struyk R. Here Are the Gun Control Policies That Majorities in Both Parties Support. *CNNPolitics.* November 6, 2017. https://www.cnn.com/2017/10/02/politics/bipartisan-gun-control-policies-majorities/index.html. Accessed May 15, 2018.
11. steven lukes. Steven Lukes Website. https://stevenlukes.net/. Accessed May 15, 2018.
12. Swartz DL. Recasting power in its third dimension. *Theory and Society.* 2007;36(1):103–9.
13. Siegel KR, et al. Association of higher consumption of foods derived from subsidized commodities with adverse cardiometabolic risk among US adults. *JAMA Internal Medicine.* 2016;176(8):1124–32.
14. Milbank D. Vice President Biden's Gay-Marriage Gaffe Is Mess for White House. *The Washington Post.* May 7, 2012. https://www.washingtonpost.com/opinions/2012/05/07/gIQAOzFw8T_story.html?utm_term=.115ef838bd89. Accessed May 15, 2018.

17. Bor J, Cohen GH, Galea S. Population health in an era of rising income inequality: USA, 1980–2015. *The Lancet*. 2017;389(10077):1475–90.
18. Trends in Family Wealth, 1989 to 2013. Congressional Budget Office Website. https://www.cbo.gov/publication/51846. Accessed May 15, 2018.
19. Inequality and Health. Inequality.org Website. http://inequality.org/facts/inequality-and-health/. Accessed May 15, 2018.
20. Income Inequality in the United States. Inequality.org Website. https://inequality.org/facts/income-inequality/. Accessed May 15, 2018.
21. Physicians for a National Health Program (PNHP). Dr. Sandro Galea on Growing Inequality. Online video clip. YouTube Website. https://www.youtube.com/watch?v=alqh5cXyZkI. Accessed May 15, 2018.
22. Williams JC, Boushey H. The Three Faces of Work-Family Conflict: The Poor, the Professionals, and the Missing Middle. Center for American Progress Website. https://www.americanprogress.org/issues/economy/reports/2010/01/25/7194/the-three-faces-of-work-family-conflict/. Published January 25, 2010. Accessed September 7, 2018.
23. UNICEF. *The State of the World's Children 2016: A fair chance for every child*. New York: UNICEF; 2016. https://www.unicef.org/publications/files/UNICEF_SOWC_2016.pdf.
24. Sawhill IV, Rodrigue E. Wealth, Inheritance and Social Mobility. Brookings Website. https://www.brookings.edu/blog/social-mobility-memos/2015/01/30/wealth-inheritance-and-social-mobility/. Published January 30, 2015. Accessed May 15, 2018.
25. Stewart JB. A Tax Loophole for the Rich That Just Won't Die. *The New York Times*. November 9, 2017. https://www.nytimes.com/2017/11/09/business/carried-interest-tax-loophole.html. Accessed May 15, 2018.
26. Long H. The Final GOP Tax Bill Is Complete. Here's What Is in It. *The Washington Post*. December 15, 2017. https://www.washingtonpost.com/news/wonk/wp/2017/12/15/the-final-gop-tax-bill-is-complete-heres-what-is-in-it/?utm_term=.136fd21649a8. Accessed May 15, 2018.
27. About Cystic Fibrosis. Cystic Fibrosis Foundation Website. https://www.cff.org/What-is-CF/About-Cystic-Fibrosis/. Accessed May 15, 2018.
28. Stephenson AL, et al. Survival comparison of patients with cystic fi brosis in Canada and the United States: a population-based cohort study. *Annals of Internal Medicine*. 2017;166(8):537–46.

第三章

1. Woods RB. *Prisoners of Hope: Lyndon B. Johnson, the Great Society, and the Limits of Liberalism*. New York: Basic Books; 2016.

enrollment-act-1863-conscription-act. Accessed May 14, 2018.
2. 1863: Congress Passes Civil War Conscription Act. History Website. https://www.history.com/this-day-in-history/ congress-passes-civil-war-conscription-act. Accessed May 14, 2018.
3. New York Draft Riots. History Website. https://www.history.com/topics/american-civil-war/draft-riots. Accessed May 14, 2018.
4. Golding C. Civil War 150: A Rich Man's War and a Poor Man's Fight. Ford's Theatre Website. https://www.fords.org/blog/post/civil-war-150-a-rich-mans-war-and-a-poor-mans-fight/.
5. Foner E. *Reconstruction: America's Unfinished Revolution*, 1863–1877. New York: HarperCollins; 1988.
6. Civil War Facts. American Battlefield Trust Website. https://www.battlefields.org/learn/articles/civil-war-facts. Accessed May 14, 2018.
7. Francis N, et al. The Tax Policy Briefing Book: A Citizens' Guide to the Tax System and Tax Policy. The Tax Policy Center Website. https://www.taxpolicycenter.org/briefing-book Accessed September 7, 2018.
8. Arno PS, Sohler N, Viola D, Schechter C. Bringing health and social policy together: the case of the earned income tax credit. *Journal of Public Health Policy*. 2009;30(2):198–207.
9. Wicks-Lim J, Arno PS. Improving population health by reducing poverty: New York's earned income tax credit. *SSM–Population Health*. 2017;373–81.
10. Turner C, et al. Why America's Schools Have a Money Problem. *NPR*. April 18, 2016. https://www.npr.org/2016/04/18/474256366/why-americas-schools-have-a-money-problem. Accessed May 14, 2018.
11. The Picture of Health: At Home, at Work, at Every Age, in Every Community. Urban Institute Website. http://apps.urban.org/features/picture-of-health/index.html. Accessed May 14, 2018.
12. Food Deserts. Food Empowerment Project Website. http://www.foodispower.org/food-deserts/. Accessed May 14, 2018.
13. Khazan O. Food Swamps Are the New Food Deserts. *The Atlantic*. December 28, 2017. https://www.theatlantic.com/health/archive/2017/12/food-swamps/549275/. Accessed May 14, 2018.
14. Bennett GG, McNeill LH, Wolin KY, Duncan DT, Puleo E, Emmons KM. Safe to walk? Neighborhood safety and physical activity among public housing residents. *PLOS Medicine*. 2007;4(10):1599–606; discussion 1607.
15. Reeves RV, Kneebone E. The Intersection of Race, Place, and Multidimensional Poverty. Brookings Website. https://www.brookings.edu/research/the-intersection-of-race-place-and-multidimensional-poverty/Accessed September 7, 2018.
16. State Health Facts: Poverty Rate by Race/Ethnicity. Kaiser Family Foundation Website. https://www.kff.org/other/state-indicator/poverty-rate-by-raceethnicity/?currentTimeframe=0&sortModel=%7B%22colId%22:%22Location%22,%22sort% 22:%22asc%22%7D. Accessed May 14, 2018.

第一章

1. Urahn SK, Currier E, Elliott D, Wechsler L, Wilson D, Colbert D. *Pursuing the American Dream: Economic Mobility Across Generations*. The Pew Charitable Trusts; 2012.
2. Low Birthweight. March of Dimes Website. https://www.marchofdimes.org/complications/low-birthweight.aspx. Accessed May 14, 2018.
3. Rondó PH, Ferreira RF, Nogueira F, Ribeiro MC, Lobert H, Artes R. Maternal psychological stress and distress as predictors of low birth weight, prematurity and intrauterine growth retardation. *European Journal of Clinical Nutrition*. 2003;57(2):266–72.
4. Novak NL, Geronimus AT, Martinez-Cardoso AM. Change in birth outcomes among infants born to Latina mothers after a major immigration raid. *International Journal of Epidemiology*. 2017;46(3):839–49.
5. Chen E, et al. Parents' childhood socioeconomic circumstances are associated with their children's asthma outcomes. *The Journal of Allergy and Clinical Immunology*. 2017;140(3):828–35.e2.
6. Scheidell JD, et al. Childhood traumatic experiences and the association with marijuana and cocaine use in adolescence through adulthood. *Addiction*. 2018;113(1):44–56.
7. Hingson RW, Heeren T, Winter MR. Age at drinking onset and alcohol dependence: age at onset, duration, and severity. *Archives of Pediatrics & Adolescent Medicine*. 2006;160(7):739–46.
8. National Center for Health Statistics. *Health, United States, 2011: With Special Feature on Socioeconomic Status and Health*. Hyattsville, MD: National Center for Health Statistics; 2012.
9. Krueger PM, Tran MK, Hummer RA, Chang VW. Mortality attributable to low levels of education in the United States. PLOS One. 2015;10(7):e0131809.
10. Institutes, Centers, and Offices. National Institutes of Health Website. https://www.nih.gov/institutes-nih. Accessed May 14, 2018.
11. Saab KR, Kendrick J, Yracheta JM, Lanaspa MA, Pollard M, Johnson RJ. New insights on the risk for cardiovascular disease in African Americans: the role of added sugars. *Journal of the American Society of Nephrology*. 2015;26(2):247–57.
12. Achenbach J. Life expectancy improves for blacks, and the racial gap is closing, CDC reports. *The Washington Post*. May 2, 2017. https://www.washingtonpost.com/news/to-your-health/wp/2017/05/02/cdc-life-expectancy-up-for-blacks-and-the-racial- gap-is-closing/?noredirect=on&utm_term=.6091a46723e8. Accessed May 14, 2018.

第二章

1. Hamilton DW. Enrollment Act (1863) (The Conscription Act). Encyclopedia.com Website. https://www.encyclopedia.com/history/encyclopedias-almanacs-transcripts-and-maps/

注釋

導言

1. Howell E. Voyager 1: Earth's Farthest Spacecraft. Space.com Website. https://www.space.com/17688-voyager-1.html. Published February 28, 2018. Accessed May 25, 2018.
2. NASA. Music From Earth. NASA Website. https://voyager.jpl.nasa.gov/golden-record/whats-on-the-record/music/. Accessed May 25, 2018.
3. Encyclopedia Britannica. Blind Willie Johnson. https://www.britannica.com/biography/Blind-Willie-Johnson. Accessed May 25, 2018.
4. Green E. How Do You Sing Like Blind Willie Johnson? *The New Yorker*. March 5, 2016. https://www.newyorker.com/culture/culture-desk/how-do-you-sing-blind-willie-johnson. Accessed May 25, 2018.
5. Blind Willie Johnson Sleeps Among the Stars. GuitarSite.com Website. http://www.guitarsite.com/news/features/blind-willie-johnson-voyager/. Published August 21, 2013. Accessed May 25, 2018.
6. Hall M. The Soul of a Man. *Texas Monthly*. December 2010. https://www.texasmonthly.com/articles/the-soul-of-a-man/. Accessed May 25, 2018.
7. Galea S. America Spends the Most on Healthcare But Isn't the Healthiest Country. *Fortune*. May 24, 2017. http://fortune.com/2017/05/24/us-health-care-spending/. Accessed May 25, 2018.
8. Woolf SH, Aron L, eds. Panel on Understanding Cross-National Health Differences Among High-Income Countries; Committee on Population; Division of Behavioral and Social Sciences and Education; Board on Population Health and Public Health Practice; Institute of Medicine; National Research Council. *US Health in International Perspective: Shorter Lives, Poorer Health*. Washington, DC: The National Academies Press; 2013.
9. NHE Fact Sheet. CMS.gov Website. https://www.cms.gov/research-statistics-data-and-systems/statistics-trends-and-reports/nationalhealthexpenddata/nhe-fact-sheet.html. Accessed May 25, 2018.
10. Germany GDP. Trading Economics Website. https://tradingeconomics.com/germany/gdp. Accessed May 25, 2018.
11. How does health spending in the US compare to other countries? Peterson-Kaiser Health System Tracker Website. https://www.healthsystemtracker.org/chart-collection/health-spending-u-s-compare-countries/#item-start. Accessed May 25, 2018.

健康不平等：工作、居住地、教育環境以及人際關係如何影響你我的健康
山卓.格列亞（Sandro Galea）；廖偉翔、楊元傑譯.
-- 初版. -- 臺北市：時報文化，2020.12；288面；14.8×21公分. --（Next）--
譯自：Well: What We Need to Talk About When We Talk About Health
978-957-13-8468-9（平裝） 1.公共衛生 2.健康照護體系 3.美國
412 109018455

Next 284

健康不平等：工作、居住地、教育環境以及人際關係如何影響你我的健康

Well: What We Need to Talk About When We Talk About Health

作者 山卓．格列亞｜**譯者** 廖偉翔、楊元傑
主編 郭香君｜**責任編輯** 許越智｜**責任企劃** 張瑋之｜**封面設計** 兒日｜**內文排版** 張瑜卿
編輯總監 蘇清霖｜**董事長** 趙政岷
出版者 時報文化出版企業股份有限公司 108019臺北市和平西路三段240號一至七樓
發行專線 (02)2306-6842｜**讀者服務專線** 0800-231-705・(02)2304-7103｜**讀者服務傳真** (02)2304-6858
郵撥 1934-4724時報文化出版公司｜**信箱** 10899臺北華江橋郵局第99信箱
時報悅讀網 www.readingtimes.com.tw｜**綠活線臉書** https://www.facebook.com/readingtimesgreenlife/
法律顧問 理律法律事務所 陳長文律師、李念祖律師
印刷 盈昌印刷有限公司｜**初版一刷** 2020年12月18日｜**定價** 新台幣360元

時報文化出版公司成立於一九七五年，並於一九九九年股票上櫃公開發行，
於二〇〇八年脫離中時集團非屬旺中，以「尊重智慧與創意的文化事業」為信念。